新世纪全国高等中医药院校规划教材

中医健身学

（供中医类专业用）

主　编　顾一煌（南京中医药大学）

副主编　章文春（江西中医学院）

　　　　张洪斌（南京中医药大学）

　　　　吕　明（长春中医药大学）

主　审　金宏柱（南京中医药大学）

U0336934

中国中医药出版社

·北　京·

图书在版编目（CIP）数据

中医健身学/顾一煌主编．—北京：中国中医药出版社，2009.12（2023.3重印）
新世纪全国高等中医药院校规划教材
ISBN 978 - 7 - 80231 - 852 - 6

Ⅰ．①中…　Ⅱ．①顾…　Ⅲ.①中医学 – 保健 – 中医学院 – 教材　Ⅳ.①R212

中国版本图书馆 CIP 数据核字（2009）第 238452 号

中 国 中 医 药 出 版 社 出 版
北京经济技术开发区科创十三街31号院二区8号楼
邮政编码　100176
传真　010-64405721
山东润声印务有限公司印刷
各地新华书店经销

*

开本 850×1168　1/16　印张 10.5　字数 244 千字
2009 年 12 月第 1 版　2023 年 3 月第 5 次印刷
书　号 ISBN 978 - 7 - 80231 - 852 - 6

*

定价　29.00 元
网址　www.cptcm.com

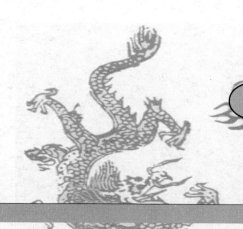

新世纪全国高等中医药院校规划教材

《中医健身学》编委会

主　　编　顾一煌（南京中医药大学）

副 主 编　章文春（江西中医学院）

　　　　　张洪斌（南京中医药大学）

　　　　　吕　明（长春中医药大学）

编　　委　（按姓氏笔画排序）

　　　　　文　洪（山西中医学院）

　　　　　吕文亮（湖北中医学院）

　　　　　吴　翔（江西中医学院）

　　　　　余　瑾（广州中医药大学）

　　　　　张友健（贵阳中医学院）

　　　　　夏晓红（安徽中医学院）

　　　　　顾一蕾（上海中医药大学）

　　　　　谢远军（浙江中医药大学）

　　　　　窦思东（福建中医学院）

主　　审　金宏柱（南京中医药大学）

前　言

　　"新世纪全国高等中医药院校规划教材"是依据教育部关于普通高等教育教材建设与改革的有关精神，在教育部、国家中医药管理局规划指导下，由全国中医药高等教育学会组织、全国高等中医药院校联合编写、中国中医药出版社出版的高等中医药院校本科系列教材。

　　本系列教材采用了"政府指导、学会主办、院校联办、出版社协办"的运作机制。为确保教材的质量，在教育部和国家中医药管理局指导下，建立了系统完善的教材管理体制，成立了全国高等中医药专业教材建设专家指导委员会、全国高等中医药教材建设研究会，对本系列教材进行了整体规划，在主编遴选、教学大纲和教材编写大纲、教材质量等方面进行了严格的审查、审定。

　　本系列教材立足改革，更新观念，以新的专业目录为依据，以国家规划教材为重点，按主干教材、配套教材、改革创新教材分类，以宽基础、重实践为原则，是一套以国家规划教材为重点，门类齐全，适应培养新世纪中医药高素质、创造性人才需要的系列教材。在教材组织编写的过程中引入了竞争机制，教材主编和参编人员全国招标，按照条件严格遴选，专家指导委员会审议，择优确定，形成了一支以一线专家为主体，以老带新的高水平的教材编写队伍，并实行主编负责制，以确保教材质量。

　　本系列教材编写实施"精品战略"，从教材规划到教材编写、专家审稿、编辑加工、出版，都有计划、有步骤实施，层层把关，步步强化，使"精品意识"、"质量意识"贯彻全过程。每种教材的教学大纲、编写大纲、样稿、全稿，都经过专家指导委员会审定，都经历了编写会、审稿会、定稿会的反复论证，不断完善，重点提高内在质量。尤其是根据中医药教材的特点，在继承与发扬、传统与现代、理论与实践、中医与西医等方面进行了重点论证，并在继承传统精髓的基础上择优吸收现代研究成果；在写作方法上，大胆创新，使教材内容更为系统化、科学化、合理化，更便于教学，更利于学生系统掌握基本理论、基本知识和基本技能；注意体现素质教育和创新能力与实践能力的培养，为学生知识、能力、素质协调发展创造条件。

在出版方面，出版社全面提高"精品意识"、"质量意识"，从编辑、设计、印刷、装帧质量，在各个环节都精心组织、精心施工，力争出版高水平的精品教材，使中医药教材的出版质量上一个新台阶。

本系列教材按照中医药专业培养目标和国家中医药执业医师资格考试要求，以国家规划教材为重点，门类齐全，适合全国各高等中医药院校中医学专业、针灸推拿专业、中药学专业、药学类专业、护理学专业、管理学专业、中西医结合专业本科教学使用。是国家中医执业医师资格考试、国家中医药专业技术人员职称资格考试的参考书。

值得提出的是，本系列教材在审定时，专家指导委员会王永炎院士、邓铁涛教授、任继学教授、肖培根院士、胡之璧院士等专家对教材书稿进行了严格把关，提出精辟的意见，对保证教材质量起了重要作用；本套教材的编写出版，得到中国中医药出版社和全国高等中医药院校在人力、物力上的大力支持，为教材的编写出版创造了有利条件。各高等中医药院校，既是教材的使用单位，又是教材编写任务的承担单位，在本套教材建设中起到了主体作用。在此一并致谢！

本系列教材在继承的基础上进行了一定力度的改革与创新，在探索的过程中难免有不足之处，甚或错漏之处，敬请各教学单位、各位教学人员在使用中发现问题，及时提出批评指正，以便我们重印或再版时予以修改，使教材质量不断提高，更好地适应新世纪中医药人才培养需要。

全国中医药高等教育学会
全国高等中医药教材建设研究会

编写说明

中医健身学是指在中医学理论指导下，研究传统健身的具体方法、作用机理，以及它在强身健体、养生防病和康复医疗中的作用、特点及应用规律的一门学科。

中医健身历史悠久，源远流长，它是一门古老而又年轻，并很有发展前途的中医学科。据《吕氏春秋》记载："昔阴康氏之始，阴多滞伏而湛积……民气郁阏而滞着，筋骨瑟缩不达，故作舞以宣导之。"可见原始社会我国先民已经创用导引术来防治关节疾病等，以增强自身体质。战国时期《庄子·刻意》则更明确地指出："吹呴呼吸，吐故纳新，熊经鸟伸，为寿而已矣。此道引之士，养形之人，彭祖寿考者所好也。"

人类对于健康的追求从来没有停止过，社会的进步和科学的发展，使得中医健身越来越受到重视，崇尚健康，参与健身，已经成为人类追求文明生活的一种时尚，由此，在 20 世纪末，全国许多高等中医院校都相继开设了中医健身学课程。为了提高教学质量，适应当前中医健身的教学、临床和科研工作的需要，在国家中医药管理局教材办公室的支持下，我们组织全国多所高等中医院校编写这本《中医健身学》教材。本教材在编写过程中，既重视中医继承和发扬的关系，又保持了中医健身的传统特色，在系统性和完整性结合的基础上，注重中医健身的时代性，即适应时代发展的需要。

本教材第一章由顾一煌、章文春、吕明、文洪编写，第二章由张洪斌、顾一煌、吕文亮、张友健编写，第三章由章文春、顾一蕾、吴翔编写，第四章由顾一煌、谢远军、窦思东编写，第五章由顾一煌、夏晓红、余瑾编写，第六章由顾一煌编写。

本教材中还存在着许多不足之处，这需要在教学实践中不断地完善、充实和提高。为此，敬请广大中医药教学人员和读者在使用后提出宝贵意见，以便修订。

《中医健身学》编委会

2009 年 10 月

目 录

绪 论

有史以来，人类为了自身的生存和发展，在劳动生产和生活实践中总结和创立了许多强身健体、增强体质的手段和方法。这些手段和方法是基于对人体生命的认识和把握，是人类对自身的认识和修炼。中国传统的强身健体活动与中国古代对人体生命的认识密切相关，它在中医学的基础理论的指导下不断丰富发展，成为中医学中的重要组成部分，为人民的身心健康和中华民族的繁衍昌盛作出了重要的贡献。因此，中医健身是中医学防病健身的重要手段和方法。

一、中医健身学的概念及范畴

中医健身学是指在中医学理论指导下，研究传统健身的具体方法、作用机理，以及它在强身健体、养生防病和康复医疗中的作用、特点及应用规律的一门学科。

首先必须明确的是，中医健身学是在中医学理论框架下来研究其健身机理、健身手段和方法的一门学问，它遵循中医学天人合一的整体观，以脏腑经络理论及精气神理论为核心。古今中外，人们为了自身的生存发展，发明了诸多的强健身体的方法和手段。然而，任何一种健身方法和手段的形成和发展，都是以一定的自然观和人体生命观为理论根基，都是根植于一定的思想文化的土壤之中。千百年来，我国的传统健身法正是在中医学理论的统领和孕育下，生生不息，长盛不衰，为中华民族的繁衍昌盛作出了积极的贡献。

中医健身的手段和方法极为丰富，它既包括以形体活动为主的"导引按蹻"，也包括以呼吸调气为主的"服气吐纳"，还包括以调节心神为主的"坐忘存想"等。从现代观点来看，它涵盖了气功学中强身保健的内容。

在古代典籍中有许多关于健身方法的记载，如《素问·异法方宜论》："其民食杂而不劳，故其病多痿厥寒热，其治宜导引按蹻。"导引，又作"道引"。《庄子·刻意》曰："吹呴呼吸，吐故纳新，熊经鸟伸，为寿而已矣。此道引之士，养形之人，彭祖寿考者所好也。"唐代成立英说："吹冷呼而吐故，呴暖吸而纳新，如熊攀树而可以自悬，类鸟飞空而伸其脚也。此皆导引神气，以养形魄，延年之道，驻形之术。"（《南华真经注释》）唐代释慧琳《一切经音义》云："凡人自摩自捏，伸缩手足，除劳去烦，名为导引。"可见导引是以身体运动、呼吸吐纳和自我按摩相结合为特点的健身方法。按蹻，属按摩范畴，古代多指自我按摩，而他人按摩多称为按摩。如《一切经音义》言："若使别人握搦身体，或摩或捏，即名按摩也。"清代郑文悼在《医故》中亦说："古之按摩，皆躬自运动，振捩顿拨，按捺拗伸，道其百节之灵，尽其四肢之敏，劳者多健，譬犹户枢。"

中医健身学与现代体育健身既有联系又有区别。从外在形式上来看，两者都强调一定的动作形式和规范。但是它们在理论、内容、方法和手段上都有所不同。

其一，在健身理论上，中医健身学和现代体育所依赖的理论框架不同，所依托的文化底蕴不同。中医健身学是基于中国古代生命观，以中医学理论为指导。中医健身学对健身目标的追求体现了中医学天人合一的整体生命观；中医健身学的手段和方法是中医平衡人体阴阳、调整脏腑机能、畅通经络气血的具体体现。而现代体育是基于现代运动生理，以现代医学科学理论为指导。

其二，在健身内容上，中医健身学和现代体育虽然都有外在的肢体运动，但是其锻炼的目标和内涵不同。中医健身学侧重于通过对人体形气神的调控和锻炼，达到强身健体、防病治病的目的。而现代体育侧重于筋骨肌肉的锻炼。

其三，在健身手段上，中医健身学和现代体育有着较大的差别。中医健身学的手段和方法极为丰富，有动功、静功、坐功、卧功、站桩功等。而现代体育总是表现为单一的肢体外部运动形式。

因此，我们强调中医健身是在中医理论的指导下的健身锻炼。中医健身学有着完整的理论体系和丰富的功法内容，是中医学的重要组成部分。

二、中医健身学的特点

如上所述，中医健身学依托于中国古代生命科学的框架，以中医学理论为指导，中医健身的手段和方法不同于现代体育运动锻炼，中医健身学有其自身鲜明的特点。

（一）强调天人相应，把顺应自然作为中医健身的重要原则

"天人合一"观认为天地人三者紧密联系，人与天地宇宙有着深刻的统一性，共同构成一个不可分割的整体。中医学把"天人相应"观作为认识人体与自然相互关系的世界观和方法论。中医基础理论认为，人体的生理过程随自然界的运动和生存条件的变更而发生相应变化，人体和自然界服从统一的规律。《素问·生气通天论》中"天地之间，六合之内，其气九州九窍、五藏、十二节，皆通乎天气"，和《灵枢·邪客》"此人与天地相应者也"，以及《灵枢·岁露》中"人与天地相参也，与日月相应也"，都反映了"天人相应"的思想，应有顺应、对应、适应的意思，即人与自然界之间存在相互通应的关系。汉代的董仲舒认为天地万物都是一"气"所化，人与天地万物有共同的起源和属性。既然天人皆为一气，天人合一即合为"气"，"天人合一"确切的含义即在于此。由于人与环境存在着不可分割的联系，因此观察人体生理、病理变化，不能孤立地着眼于机体本身，而应看到人与自然界存在的联系。这无疑为中医学在探索人体生理病理规律，开展临床诊疗及健身防病活动时，始终坚持将研究对象置于自然的时空环境和社会的人文关系中进行考察奠定了理性基石。

中医健身锻炼在天人相应观念的指导下，强调把顺应自然作为中医健身的重要原则。一方面，中医健身功法通过意念、动作的配合，引动人体的内气外放、外气内收，加强体内气机的开合、升降出入，强化人与大自然气机的交通，强化天人合一，从而达到疏通经络、调畅气机的目的。另一方面，中医健身功法与四时自然相合。诸多中医健身典籍中都有依据

《素问·四时调神大论》的理论而设的四时功法导引，其中《陈希夷二十四气导引坐功图势》最具代表性。该书按季节练功，深合"天人合一"之理。依据每一节气时运特点，编创了不同的健身功法，所列甚详。如："立春正月节坐功图：运：主厥阴初气。时：配手少阳三焦相火。坐功：宜每日子、丑时，叠手按髀，转身拗颈，左右耸引，各三五度，叩齿，吐纳，漱咽三次。"

（二）注重形神合一，把调摄精神作为中医健身的重要措施

中医学认为，人体生命是由"神"与"形"共同组成的。所谓"形"，指人的整个形体结构而言，包括五脏六腑、经络、四肢百骸等组织结构和气血津精等基本营养物质。所谓神，是指人的精神、意识、思维等活动以及整个生命活动的外在表现。形与神的关系，本质上是物质与精神的关系。形乃神之宅，是神的物质基础，只有形体完备，才能产生正常的精神活动，即"形体不敝，精神不散"（《素问·上古天真论》）。神为形之主，是生命活动的统帅，只有神识清明，精神调畅，才能保障机体正常的生命运动。所以，无形则神无所附，无神则形不可活，二者相互为用，相辅相成，是不可分割的统一体。

中医健身学十分注重对人体形的锻炼和调控，也重视对人体神的锻炼和调控，并且在操作过程中注重将两者结合在一起。中医健身功法多属动功范畴，以活动四肢、锻炼形体为主，通过"外练筋骨皮"，由外至内，促使体内阴阳平衡，而起到调整脏腑机能的作用。通过形体的锻炼和调控，使体内气血津精运行畅通，脏腑生机旺盛，神气充沛，精神内守，形神趋于高度和谐统一，即练形可以全神。如太极拳、八段锦、五禽戏等功法，皆是以动形为先，主要通过练形而使身体健康。

此外，中医健身功法在活动形体的同时，也不忘神气的调摄。形体动作强调"神注桩中，气随桩动，以意领气，以气运身"，即用意念指挥身体的运动，用呼吸协调动作。通过调神，意气相随，形神相合，从而达到气血充沛、脏腑活动正常、神形健全、生命活动旺盛的健身目的。

（三）重视人体正气，把强壮正气、增强体质作为中医健身的功效准则

人体正气是指精气血津液和脏腑经络等组织结构的功能体现。人体生命正气的强弱与精气血津液等物质是否充足、脏腑经络等组织器官的功能正常与否有关。精、气、血、津液是产生正气的物质基础，也是脏腑经络等组织功能活动的物质基础。因此，只有人体内精气血津液充沛，脏腑经络等组织器官的功能正常，人体的正气才能充盈。对人体生命而言，正气充足，一方面表现为人体生命力旺盛，生理机能活动协调正常；另一方面表现为人体具有较强的抗御外邪、防病祛病的机能。《灵枢·百病始生》中说："风雨寒热不得虚，邪不能独伤人。猝逢急风暴雨而不得病者，盖无虚，故邪不能独伤人。此必因虚邪之风，与其身形，两虚相得，乃客其形。"此即《素问·评热病论》中所说："邪之所凑，其气必虚。"

中医健身学的目的就是为了强壮体质、防病祛病，因而它十分注重人体的正气，把强壮正气、增强体质作为中医健身的功效准则。中医健身功法不仅具有畅通经络气血的作用，而且还具有对人体精气神"自益"的功效。唐代养生家施肩吾（字希圣，号栖真子）在《西山群仙会真记》中说："养生之道，以不损为要；延年之术，以有补为先……补益形者，不

若补益精；补益精者，不若补益气；补益气者，不若补益神；补益于神，则形气永安。"如何补益神呢？他指出："补神之道有：清身养命，绝念忘思，动静不失时，修炼应其法。丹就而气自真，气真而神自益矣。"可见古人认为，中医健身功法通过对人体形气神的锻炼和调控，可以达到强壮正气、增强体质之功。

三、中医健身学学科发展的主要任务

中医健身功法源远流长、内容丰富，是中医学养生防病的重要手段。就学科发展而言，中医健身学的相关科学研究，经过中医科研工作者的不懈努力，已取得了很大的成绩。目前，中医健身学学科发展的任务主要有以下几个方面：

（一）深入探索中医健身原理

通过对中医健身效应和中医健身现象的深入考察研究，探索这些确实存在的中医健身现象与现代科学理论、现有科学范式、现代科学方法论基础等之间的关系，以冀找到中医健身科学理论和现代科学相交融的突破口，真正揭示古老中医健身的奥秘。对此有以下几个方面的问题值得我们重视。

1. 完善中医健身学自身理论体系　中医基础理论是整个中医健身学的理论基础，要始终把握这一点，深化对人体生命活动规律的认识，探寻中医健身的生命机制。只有对中医健身自身规律有了深入的了解，才能真正地构建起中医健身科学的框架。这也是中医健身学的首要任务。

2. 正确对待理论创新　在现代科学的环境下，对中医健身学进行现代科学研究是科学发展的必然。面对现代科学尚不能完全解释的健身效应和现象，在研究探索中必然需要理论创新。但在对中医健身的一些效应和现象进行理论阐述时，要避免简单地效仿现代科学的术语，生造一些似是而非的名词，如人体场、生命信息、生命频谱等。这些术语貌似"科学"，但对中医健身的科学化没有任何的实际意义，并且容易混淆视听。同时也应注意的是，不要将中医健身强行纳入现代科学的主体系，否则必然会抛弃许多古代文明的宝贵遗产，丢失中医健身学的灵魂，而把中医健身弄得面目全非。

3. 把握科学发展的方向　人类文明未来发展，要求人对心身整体的生命运动规律、对天人相应关系的本质等重大问题，有更深刻、更全面的认识。中医健身原理的研究应着眼于将现代科学的方法论和中国古典整体观相结合，并在更高层次上形成精神和物质、整体和局部、主体和客体、对立和统一、内省和外求辩证统一的新的整体观。

（二）普及深化中医健身实践

中医健身实践的普及深化，既包括普及推广群众性练功和深化练功层次，同时又包括深化拓展中医健身的运用范围。中医健身的发展是和中医健身的普及深化程度密切相关的。群众性的中医健身实践和群众性的中医健身科学实验是促进中医健身学完善、发展的充分必要条件。

1. 普及群众性中医健身实践　广泛的、多层次的、多方面的、群众性的中医健身实践为中医健身实验效应的可再现性、可重复性及其普遍性提供了保证。这是建立中医健身科学

的前提。

2. 深化练功层次　健身功法练功层次的深化、功夫水平的不断提高，是探索中医健身自身规律的必要措施，能不断为中医健身的现代研究提供新的实验素材。

3. 加强中医健身人才的培养　让具有较高现代科学文化素养的人参加中医健身锻炼，使其具有中医健身实践的经验和体验，这样更有利于中医健身科研的深化。有了具有两方面实践经验的人群，才能实现现代科学的方法论和古典整体观相结合，才能促成现代科学和中医健身学融合。因此，造就一支既有中医健身造诣，又有现代科学素养的中医健身科研队伍，是现阶段中医健身科研的当务之急。几千年来中医健身一直被视为民间"方术"，难登大雅之堂；尤其是缺乏正规的人才培养途径和方法。中医健身是一门学问，在中医院校开设《中医健身学》，培养不同层次的中医健身人才是很有必要的，也是时代赋予我们的重任。

（三）深化研究中医健身效应

在过去几十年的科研实践中，科研工作者借助现代科学的方法和手段以及现代高科技研究成果，从不同的方面、不同的层次上对中医健身效应进行了大量的科学研究。在临床医疗研究领域，研究人员用临床医学的研究方法对中医健身疗法的临床效应进行观察研究。在中医健身的实验研究方面，对人体一些生理、生化等客观指标进行检测以及实验观察。为了更深入地探讨中医健身功法的健身效应、健身机制，把握中医健身功法的运用规律，要注意以下两个方面：

1. 注重从整体生命功能状态来把握中医健身效应　人体是个复杂的系统，对人体健康的考察，必须注重人体的整体生命功能状态。中医健身功法对人体的作用是一个综合的、多层面的效应。因此，对中医健身功法效应的评价，应采取多维度综合评价的方法。

2. 探索不同功法、不同人群与健身效应的相关性　中医健身功法种类繁多，作用和效应各具特色。如有以伸筋拔骨、强壮气力为主的易筋经、大力功等；有以松静调息为主的放松功、内养功；有刚柔相济的八段锦、太极剑等。不同功法的操作要求和功效都不尽相同。因此，要注意探索研究不同功法的适应人群，探索不同功法、不同人群与健身效应的相关性。

四、《中医健身学》主要内容和学习方法

《中医健身学》是从中医学体系中分化出来的一门新学科。将中医健身的理论及其方法和手段从中医学中系统地整理出来，是中医学科发展的必然趋势，也是为培养现代中医人才的一重要举措。《中医健身学》课程是以中医健身学的基本理论、基本规律、基本概念，以及健身功法的基本操作原则和方法组成的知识体系。

（一）《中医健身学》的内容

中医健身学的基本内容主要包括：中医健身学的基础理论和中医健身学的功理功法两大部分。

中医健身学的基本理论，主要研究中医健身学的发展历史、中医健身学的理论基础、中医健身学的功效机制，以及中医健身功法效应的现代科学研究。通过对中医健身功法的起

源、形成过程及发展规律的深入研究，全面、系统地总结中医健身学的发展史。中医健身学在其形成发展过程中受道家、佛家的修炼理论和方法的影响，但其发展的主线是在中医基础理论的指导下形成和完善的。因此，中医健身学还是以阴阳五行学说、藏象学说、经络气血学说、精气神学说等为基本理论。中医健身学在现代科学的氛围内，其运用和研究增添了新的内容。中医健身学的现代科学研究主要从人体生理、生化、心理等方面观察了中医健身功法的临床效应，探讨了中医健身功法的作用机理。

中医健身学功理功法，是本书重点介绍的内容。它较全面地介绍了中医健身学的功法分类、操作要领、运用原则，以及健身功法所必须遵循的原则和注意事项。详尽系统地介绍了五禽戏、易筋经、太极拳、八段锦、六字诀等常用功法的功法特点、操作要领和操作规程。并且本书附以大量的图示，让学生更容易领会和练习。

(二)《中医健身学》的学习方法

《中医健身学》的内容丰富，阐述范围广泛，尤其是本课程当中安排了大量的功法学习，实践性较强。通过本课程的学习，要求较为全面地认识和掌握中医健身学的基本理论和功法操作技能。学习本课程，除遵循学习的一般要求外，还需要注意以下几点：

首先，加强中医基础理论课程的学习。要经常复习和联系前期课程，如《中医基础理论》、《中医诊断学》等中医学基础课程，在此基础上进一步深化中医健身学理论和功法机理的学习。进一步扩大自己的知识面，学习中国传统文化的相关知识，以深入理解和把握中医健身功法的文化底蕴。

其次，注重前后知识的连贯。本教材内容分理论知识、常用功法及其实际应用两大部分，这两者之间是密切相关的。前者是后者在理论上的总结和升华，对后者具有指导作用；后者是前者在实践中的具体体现和运用，对前者具有检验作用。学习过程中，只有加强前后联系，才能做到全面理解，融会贯通，并能发现问题、解决问题。

再次，重视练功实践。《中医健身学》是一门学以致用的课程，其学习内容包括课堂学习和练功实践两部分。学习本课程既要弄懂弄通中医健身学的理论，更应该掌握健身功法的习练。因此，学习时应重视功法的学习和锻炼。要扎扎实实地掌握功法套路及要领，严格要求，反复练习。只有这样才能真正把握中医健身学的理论精髓和功法实质，才能真正学好《中医健身学》这门课程。

第一章
中医健身学的发展简史

　　中医健身学发展史是研究中医健身的起源、形成过程及发展规律的中医学分支学科，旨在介绍和论述从古至今中医健身学发展的历史过程，以及古往今来人们对相关概念和功法的认识、总结和探索。中医健身学理论和功法不仅伴随着中医学理论的发展而不断成熟完善，并且也有其自身发展的轨迹。本章概括地介绍一些史料和史实，供学习者和研究者参考。

第一节　健身功法的起源

　　健身锻炼是关系到人类自身身心保健的活动，健身功法产生、发展和其他学科一样，一开始便和人类最基本的生产生活实践紧密相连。人类正是在远古的劳动实践中，才发明了用以强壮身体、保健防病的健身功法。

一、健身功法起源于劳动生活实践

　　《素问·移精变气论》记载："往古人居禽兽之间，动作以避寒，阴居以避暑，内无眷慕之累，外无伸宦之形，此恬淡之世，邪不能深入也。"新石器时代，我们祖先的生活条件很艰苦，找个阴凉处安静休息，降低代谢，内心不受七情干扰，外形不受名利趋求等奔波劳碌，具有安静愉快淡泊的心态，所以病邪也不会侵入体内，这正是对原始健身的一种描述。

　　中国最早的史书《尚书》及此后的《史记》、《孟子》记载着在4000多年前的唐尧时期中原地区曾洪水泛滥成灾。另一部史书《吕氏春秋·古乐》记载，由于气候多雨潮湿，人们气血郁滞，易患周身及关节疼痛一类疾病，于是就用舞蹈来宣导气血以治病。《素问·异法方宜论》在讲述各种治法的来源时说，中原一带平坦潮湿，人们易患肢体寒冷或骨关节病，应该用导引按跷来治疗。这说明唐尧时期具有"宣导"作用的"舞"，到春秋战国时期已发展成为有医疗保健作用的"导引按跷"。

　　由此可见，健身功法起源于原始人类的自我保健行为，即古之导引按跷术。许多人都有过这样的体验，当疲劳困倦时，打个哈欠，伸伸懒腰，就觉得全身轻松，非常惬意。如果身体某处疼痛不适，往往不由自主地去按、摩、捏，痛痒就可能减轻或消除。古代的中医健身称为"吐纳"、"导引"、"按跷"、"行气"等，都是源于这种本能的自我保健活动。"吐纳"实际上是调整呼吸的锻炼。"导引"是把躯体运动与呼吸自然地融合为一体的肢体运动。"按跷"是按摩和拍打肢体的运动。"行气"是以意念配合呼吸，想象"气"沿周身经络运行。由此，中医健身逐渐发展为自觉的有意识的身心锻炼技能。

二、中医健身功法源远流长

1975 年，在青海省乐都地区柳湾三坪台出土了马家窑文化时期的彩陶罐等物品，在彩陶罐上有一彩绘浮塑人像。此人像二目微闭，口形近圆，微向前翻，腹部隆起，双手张开，放在腹部两旁，两膝微屈，双脚分开，略比肩宽。经有关专家考证，该文物已有 5000 多年的历史，练功人像正是古人服气吐纳的一种姿势。这有力地说明了中华导引术至少有 5000 年的历史。1957 年，在青海大通县上孙家寨，还发掘了一批新石器时代的墓葬，其中有一个舞蹈纹彩陶盆，绘有黑色舞蹈人形，整个画面人物突出，神态逼真。据考证，也属马家窑文化马家窑类型。由原始模拟舞蹈发展为古之导引术，如五禽戏、六禽戏等。

第二节　先秦两汉时期

先秦两汉时期，随着社会生产力的提高，社会经济得到了极大的发展，文化方面也受到很大的推动促进，因而出现了"诸子蜂起，百家争鸣"的学术高潮。而传统的健身功法在当时也得到相应的发展，受到各方面的重视。

一、中医学对健身功法深入研究

先秦两汉时期，中医学理论体系基本形成，当时的医疗技术有了很大的发展，中医第一部经典著作《黄帝内经》也成书于这一时期。在《素问·异法方宜论》中总结的源于上古而行之有效的五种医疗措施为：砭石、毒药、艾灸、九针、导引按跷，导引按跷即为古代的中医健身功法。

此外，在《素问·上古天真论》中的"恬淡虚无，真气从之，精神内守，病安从来"和"呼吸精气，独立守神，肌肉若一"的记载都是古代中医健身学的内容，后者正是古人对远古时期人们修炼传统健身功法的境界描述。呼吸精气，相当于呼吸调息；独立守神，相当于意守调心；肌肉若一，相当于调身的姿势动作。可见那时的练功已经有了三调的雏形。《内经》还认为有的病要导引与中药相结合运用，则效果更好。如《素问·奇病论》中所说息积的病症要"积为导引服药，药不能独治也"。《素问·遗篇刺法论》中更具体地记载了一则导引治病的方法："肾有久病者，可以寅时面向南，净神不乱思，闭气不息七遍，以引颈咽气顺之，如咽甚硬物。如此七遍后，饵舌下津令无数。"

《史记·扁鹊仓公列传》中提到，约生活于公元前 5 世纪的名医扁鹊在救治已"死"的虢太子时，太子的属官中庶子曾与扁鹊论述上古之时的几种医疗措施：汤液、醴酒、砭石、挢引、案杭、毒熨中，挢引即导引按跷，案杭即按摩，这也反映出古代中医健身方法在临床上的应用。

《内经》中以"气"这个共同的物质基础来说明人体生理活动、精神意识、病理变化、临床诊断、针药治疗等，从而说明了气是人体生命的总根源。《内经》中以"气即精气"为总纲，根据其分布部位、作用的不同，命名了80余种气，广泛深入地论述了这些气在人体中的重要作用。这个气学理论，不但是中医基础理论的重要组成部分，也是研究中医健身理论的主导思想之一。

汉代著名医家张仲景认为，中医健身具有行气血、利九窍的作用，他在《金匮要略》中指出："病邪……适中经络，未经流传脏腑，即医治之，四肢才觉重滞，即导引吐纳……勿令九窍闭塞。"张仲景在书中首次提出"丹田"一词，与《难经》所说的"肾间动气"为后世中医健身功法中"丹田"、"命门"的应用奠定了基础。

二、诸子百家丰富了健身功法的内容

在道家方面，其代表人物为老子、庄周，在他们的著作中都有关于古代中医健身功法的论述。春秋末期思想家老子，姓李名耳，字伯阳，楚国古县（今河南鹿邑东）人。其著作《道德经》中的"虚其心，实其腹"；"绵绵若存，用之不勤"；"致虚极，守静笃"；"专气致柔，能如婴儿乎"等论述除反映他的哲学观点外，也是兼讲传统健身的，常为后人所引用。庄周（公元前369年~公元前286年），战国时哲学家，宋国蒙（今河南商丘东北）人。在《庄子·刻意》中讲了"吹呴呼吸，吐故纳新，熊经鸟伸，为寿而已矣。此导引之士，养形之人，彭祖寿考者之所好也。"在《在宥》中，庄周借广成子之口所讲的几条长生经验，都包括了古代中医健身，如说"窈窈冥冥，至道之极，昏昏默默，无视无听，抱神以静，形将自正，必静必清，无劳汝形，无摇汝精，乃可以长生；目无所见，耳无所闻，心无所知，汝神将守形，形乃长生。"总之，老庄思想奠定了传统运动养生的基础。

中国的道教产生于汉代。其在这一时期的两部重要著作《太平经》、《周易参同契》都有论及古代中医健身的内容。《太平经》为道教的一部经典，它对中医健身的贡献体现在两个方面：一是在方法上倡"守一法"和"观五脏颜色法"等意念存想。该书认为"守一明之法，长寿之根也。"二是在理论上，该书阐述了精气神的相互转化及其效用，认为"气生精，精生神，神生明。本于阴阳之气，气转为精，精转为神，神转为明。欲寿者，当守气而合神"。《太平经》中开始出现的"玉"字，专指内练功法中的元气、先天之气，沿用至今。《周易参同契》以《周易》作主要说理工具，来说明炼丹过程。但其所述之丹究竟属外丹、内丹，或内外丹兼述，长期以来各家之说不一。一般认为，从内容来看，为内外丹兼论。自唐代始该书为内丹派所重视，宋代有"万古丹中王"之说，将其视作内丹术的经典著作。《老子河上公章句》是后汉人托名老子所作，该书从中医健身的角度阐述《老子》，对后世内丹术胎息的确立有很大的促进作用。《淮南子》是汉高祖之孙、西汉淮南王刘安所作，后世列为杂家言，基本上以道家观点为中心，全面论述自然、社会问题。在中医运动养生方面，提出"神贵于形也。故神制则行从，形胜而神穷"，主张"体道"，掌握阴阳变化，调节神志活动，协调脏腑功能，使形与神合一，从而保持健康。

儒家是强调静坐的，这在《庄子》中有具体描述。孔子向颜回介绍了"心斋"之说："回曰：敢问心斋。仲尼曰：若一志，无听之以耳，而听之以心，无听之以心，而听之以气。听止于耳，心止于符。气也者，虚而待物者也。唯道集虚，虚者心斋也。"颜回则向孔子报告了自己坐忘的体会："回坐忘矣。仲尼蹴然曰：何谓坐忘？颜回曰：堕肢体，黜聪明，离形去知，同于大通，此谓坐忘。"这个忘掉一切，不知自己肉体存在的高度入静就是一种中医健身功法的调神状态，是一种高深境界。所以，郭沫若在《静坐的功夫》短文中指出："静坐这项功夫……当溯源于颜回……颜回坐忘之说，这怕是我国静坐的起始。"

战国吕不韦在其杂家巨擘《吕氏春秋》一书中指出了静动锻炼的重要意义。它首先指出"精神安乎形，而年寿得长焉"，接着又指出"形不动则精不流，精不流则气郁"，指出了要动静结合："宜动者静，宜静者动也。"

战国时期伟大的诗人屈原在其《远游》一诗中，描绘了习练传统健身功法的要领和境界。姜亮夫先生在《屈原赋校注》中说："称虚静、无为、自然、一气、虚待、无为之先，纯为五千言（老子）中语。而餐六气，含朝霞，保神明之清澄，入精气而除粗秽，即庄子导引之士、彭祖寿考者之所好，吹呴呼吸，吐故纳新之说。前者道家论道之特意，后者隐循仙去之奇说。"可见《远游》确为早期的中医健身名篇。

东汉初年，佛教由印度传入中国。汉代译出的佛经中，有专讲禅定修持的《安般守意经》，与古代中医健身密切相关。禅定为佛教的重要修行方法，其意是在佛教基本理论指导下，使精神专注一处。"安般守意"为坐禅时通过专心计数呼吸出入，使精神专注，进入禅定意境。该书提出了两种禅定法：一为"谓散息、相随、止观、还净……"是后世六妙法和数息观派的基础；二是其所提出的呼吸四相，"一为风，二为气，三为息，四为喘"，即结合意念锻炼，调呼吸至柔和轻细，对后世也颇具影响。

三、传统功法的经典示范

古典中医健身到汉代有了进一步的发展，表现在功法上具体化了，理论也较前丰富，出现了一大批传统的经典功法。

汉代名医华佗根据《吕氏春秋》"流水不腐，户枢不蠹"的思想和《淮南子》上提到的6个动物动作，结合自己的临床经验，创编了一套动功，名为"五禽之戏，一曰虎、二曰鹿、三曰熊、四曰猿、五曰鸟"。功能"除疾，兼利蹄足，以当导引。体有不快，起作一禽之戏，怡而出汗，因以着粉，身体轻便而欲食"。五禽戏的出现为后世健身功法发展提供了经典的示范。

在长沙马王堆三号汉墓出土的随葬品中，有几件相当珍贵的文物，如《导引图》、《却谷食气篇》、《养生方》等，反映出当时医家对中医健身学发展的贡献。《导引图》是一张彩色帛画，绘有男女多种练功姿势。现存的44幅图分4行排列，但能辨认者仅28幅图。据考，该墓墓主为当时长沙丞相利苍的儿子，葬于公元前168年。整幅图原无总名，也无序跋及作者，现用之名为出土后依其内容而定。《却谷食气篇》是以描述"食气"（即呼吸锻炼）为主的练功方法之专著。也是历史上首部专论"却谷"的著作。全书仅26行，刻在竹简上，它对却谷食气的方法、适应证有明确的论述。此外，该书所述之如何掌握不同季节特点、不宜食气的4种气候等内容，则反映了中医养生思想中的整体观念在中医健身锻炼中的具体应用。《养生方》专论养生，尤其是中医健身气功的原则与方法。该书《十问篇》描述的"治气"（即练气）方法是"息必深而久，新气易守，宿气易老，新气易寿。善治气者，使宿气夜散，新气朝聚，以翻九窍，面宴六府。"强调了呼吸锻炼吐故纳新之作用。同篇论述的治气四时注意事项，与《却谷食气篇》中的内容互为补充，"食气有禁：春避浊阳，夏避汤风，秋避霜雪，冬避凌阴"。

《战国玉铭》又称《行气玉佩铭》、《行气玉铭》、《行气铭》，据专家考证，是公元前5世纪末至4世纪初的文物，现藏于天津博物馆。这是一件珍贵的反映中医健身历史的实物，也是到目前为止，最早且完整描述中医健身锻炼的实物。在这一中空未透顶的十二面体玉制饰物上，刻有45个铭文。郭沫若对此文进行了考释。"行气，深则蓄，蓄则伸，伸则下，下则定。定则固，固则萌，萌则长，长则退，退则天。天几春在上，地几春在下。顺则生，逆则死。"他认为，铭文讲的是"深呼吸的一个回合，吸气深入则多其量，使它往下伸，往下伸则定而固；然而呼出，如草木已萌芽，往上长，与深入时的径路相反而退出，退到绝顶。这样天机便朝上动，地机便朝下动。顺此行之则生，逆此行之则死。"目前中医健身界对铭文所描述的为何种功法尚有些争论，但这是历史上的健身功法文献则是毫无异议的。

第三节　魏晋隋唐时期

魏晋南北朝时期，战事频繁，社会动荡，经济发展受阻。但由于道、佛两教盛行，导引养生也在士大夫中流行，养生思想与中医健身学术仍有较大进步。唐朝盛世之时，中医健身学在学术上有了较大的发展。

一、中医健身著作不断问世

在晋代，中医健身学术得到发展，出现了几部有影响的中医健身专著。《黄庭经》一般认为传自魏华存。全书分《外景经》、《内景经》两部。《黄庭经》以人体黄庭部位及脏腑皆有主神之说为本，结合中医脏腑作用的理论，用七言韵文形式，阐述中医健身修炼的理论根据及长生久视之诀。所谓黄庭乃人体之部位，黄为中央之色，庭为四方之中，表示中空之意。所谓黄庭三宫，即上宫脑中、中宫心中、下宫脾中。这与后世的三丹田位置相契合。著名书法家王羲之曾用楷书写过《黄庭经》（外景经），并以此与山阴道士换得一群鹅。"鹅掌戏"即为王羲之以鹅掌划水动作作为原形，创编的一套动功。

隋唐时期的三大古典医著《诸病源候论》、《备急千金要方》、《外台秘要》都是与中医健身关系密切的中医文献。

隋朝太医令巢元方的《诸病源候论》为一部中医病因病机专著。书中详论了各科众多疾病的病因病机，虽未涉及一方一药以治疗，但却辑录了现已佚的"养生方导引法"或"养生法"289条。删去76条重复，共计213种导引法，用来治疗各种疾病病候110例。功法如此丰富，所治疾病范围大、病候多，现有医籍中尚未见其候，而且不同疾病用不同功法治疗。多数病候，一候有多种导引法，最多的可达十几种功法，体现了中医健身学辨证施功的重要特点。书中介绍的导引法，三调具备，形式多样，内容丰富。调形内容几乎贯穿于所有导引法中（共130条），姿势多样，坐卧立行各有多种变化。调息内容亦颇丰，共126条，标明一定的呼吸术式要求。除一般呼吸外，闭气不息运用较多。另外，还有数息法、发声呼吸法等。调心除要求"瞑心"、"静心"等意念外，以意引气、导气，从某部位入到某部位出的意念活动较多。意守法也运用较多，如书中多处提及"内视丹田"、"存心念五脏"、"思心气上下四布"等。书中还发展运用了《黄帝内经》按五色意念想象五脏五色正气护身以扶助人体正气的中医健身调心方法。巢氏《诸病源候论》可以说是一部中医健身法大全，在中医健身发展史上起到了承前启后的作用。

《备急千金要方》总结了汉至唐的医学成就，凡诊治、针灸之法、导引、按摩、养生之术无不周悉。作者孙思邈在中医健身功法上除录引《诸病源候论》外，还主要记载了以"调气"、"闭气法"为主的静功及"调心"为主的"禅观"法静功。动功有"天竺按摩法"、"老子按摩法"等。将较高的"胎息"境界修持称为"和神导气之道"，并作了详细说明。

晋代许逊所著《灵剑子》和《灵剑子导引子午记》，首先明确提出"内丹"一词。《灵剑子》曰："凡服气调咽用内气，号曰内丹。心中意气，存之绵绵。"《灵剑子导引子午记》载："调息，心无外缘。以神驭气，闭神庐以定火候，开生门而复婴儿，圣胎内结，握固凝然。"这比《周易参同契》的描述更为明白易行。

王焘于公元752年编著了《外台秘要》，在中医健身方面，他不但对《诸病源候论》中有关疾病的养生导引方法均按原样录入，并补充了若干锻炼方法。

隋唐时期佛教天台宗创始人智𫖮的《童蒙止观》一书，对中医健身理论体系影响很大。现在公认的练功三要素——调心、调息、调身的主要内容，正是来源于该书的调五和——调饮食、调睡眠、调息、调身、调心。智𫖮将练功中出现的正常反应归纳为八触，即痛、痒、冷、暖、轻、重、涩、滑等，是作者对自身练功体会的描述。

其他如：晋代·葛洪所著《抱朴子》、南北朝·陶弘景所著《养性延命录》等。

二、中医健身实践家的健身实践

南北朝时的著名中医健身家当属陶弘景，他是道教理论家兼医家，他的中医健身思想集中反映在其专著《养性延命录》中。陶氏主张，中医健身锻炼应动静结合，以静为主。故该书先列以静功为主的"服气疗病篇"，后列动功部分"导引按摩篇"。在静功方面，陶弘景介绍了闭气法、吐气法、引气攻病法等，并开创了六字诀法，即"纳气有一，吐气有六。纳气一者，谓吸也；吐气有六者，谓吹、呼、唏、呵、嘘、呬皆出气也。"书中还分别论述了六字气诀的应用原则。在动功方面，内容更为丰富。华佗创编的五禽戏，也始见于该书的《导引按摩篇》。这套功法难度高，运动量大，习练时要求"任力为之，以汗出为度"，与后世流行者相差甚大。还有现代流行的保健功，如浴面、栉发、耳功、目功、鼻功等，以及内视脏腑法、存思日月法等，都有记载。

晋代医学家、道教理论家、炼丹家葛洪在健身修炼的实践方面，主要做了三个方面的工作，一是倡导胎息法，强调"行气有数法……其大要者，胎息而已。"二是发展了《太平经》的守一法，首次提出了意守三丹田的理论与方法，并明确指出了三丹田的部位。"地真篇"曰："子欲长生，守一当明……或在脐下二寸四分下丹田中，或在心中绛宫金阙中丹田也，或在人两眉间……三寸为上丹田也。"三是收集了较多行之有效的动功功法，并发展了仿生动功。但《抱朴子》论述养生长寿时，强调以服食金丹为主，辅以导引行气，且在描述炼丹方法时多充满迷信色彩。

唐代医家、养生家孙思邈是一位功高德崇、造诣极高的中医健身学家。他以丰富的健身实践和卓越的理论成就在中医健身历史上写下了光辉的一页。亲身的健身修炼实践，竟寿至百余岁。从医近百年的实践使他的修身与"用世"极好地统一于一身。在健身功法上，他提倡，欲作调气静功当先行导引数遍，并把导引、吐纳和禅观等法有机地结合在一起进行锻炼。

此外，中国佛教禅宗之初祖菩提达摩于南北朝时来华。他所创导的禅定方法，面壁而坐，终日默然，也称"壁观"，对后世中医健身功法，尤其是禅定派功法的发展，有较大的影响。

第四节　宋金元时期

这个时期，整个中医学发展迅速，学术空气活跃，理论上有突破，临床上有成果，宋金元著名医家对中医健身的推广与发展作出了重要的贡献。宋代对印刷技术的革新，为刊印书籍创造了条件，中医健身专著及佛经、道藏类书日见增多，使一大批中医健身资料得以保存。

一、金元四大家积极倡导中医健身

金元四大家的学术观点各有特色，但在中医健身问题上，则一致认为其在临床上有应用价值。

主寒凉派的刘完素（河间），对六字诀的应用有深刻体会。他的经验是："仙经以息为六字之气，应于三阴三阳，脏腑六气。实则行其本化之字泻之；衰则行其胜己之字泻之，是为杀其鬼贼也。所谓六字诀者，……吹去肾寒则生热，呵去心火则生寒。"（《素问玄机原病式》）。

攻下派代表张从正（子和）在他的代表著作《儒门事亲》卷二中，把导引列为汗法之一，他认为："……导引，按摩，凡解表者，皆汗法也。"所选功法，张氏以五禽戏为主。

补土派代表李杲（东垣），治病注重调理脾胃为主，用药多为参、术之类，但同时他也主张在服药的同时，应配合静坐以养气。他认为"当病之时，宜安心静坐，以养其气"（《兰室秘藏》），然后再予药物治疗。他还对五脏病变的练功方法与时间作了论述。

滋阴派朱震亨（丹溪），倡"阳常有余，阴常不足"之说，治病注重养阴之法，而养阴之法，除用药物之外，用中医健身也能达到此目的。他还认为"气滞痿厥寒热者，治以导引"（《丹溪心法》）。

二、健身功法不断丰富

这一时期，还出现了一些颇有价值的中医健身功法，如六字诀和八段锦等。晋唐以来所兴盛的六字诀大抵以单纯的吐纳锻炼为主，至宋元时期六字诀更为普及，其方法不仅在吐纳的形式上有所发展，而且在具体锻炼上还融合了某些导引动作，成为后世动功六字诀的模板。

宋代在民间广泛流行的八段锦，这一功法在当时深受群众喜爱。八段锦在流行过程中又分为南北两派。北派动作繁而难练，以刚为主，又称"武八段"，流传不广。南派动作难度不大，以柔为主，又称"文八段"，流传较广。文八段又分坐式、立式两种。现在所称的八段锦，多指"立式文八段锦"。八段锦导引功法的盛行，对于宋以后的中医健身的发展有极其深远的影响。明清时期产生的"十二段锦"和"十六段锦"均是由八段锦演化而来的，近代出现的各家各派八段锦无不受到原始八段锦的影响。

内丹术在唐代发展的基础上，至宋金元时期形成一大流派，出现了一批内丹术的实践者、研究者。南宋、北宋的内丹功法，早期的主要差别在于从"性"入手，还是从"命"入手。一般认为南宋主命功，从下丹田精气着手，先命后性；北宋主性功，从上丹田元神入手，先性后命。但从元代起，两者都开始强调性命双修。

三、文人学士热衷健身修炼

宋代医学学者，如欧阳修、苏东坡、陆游等都喜好中医健身功法的锻炼，并有许多深刻的体会和论述，其中以苏东坡的论述最为丰富。苏东坡（公元1037～1102年），北宋著名文学家，他记下了许多中医健身功法修炼的体会。这些练功体会和论述有的记载在《东坡志林》、《仇池笔记》中，有的由后人编入《苏沈良方》中。在这些记述中既有整套练功的方法，也有自己的练功体会和心得。如他记载了一套完整的静功功法，并阐明了此套功法的实践经验，"其效初不觉，但积累百余日，共用不可量，比之服药，其效百倍。"陆游还常常以诗词来表达他的练功感受。如其词《好事近》："心如潭水静无风，一坐数千息，夜半忽惊奇事，看鲸波噀日。"再如《客去》诗中说："相对蒲团睡味长，主人客人两相忘。须臾客去主人觉，一半西窗天夕阳。"这都是对练功入静的深刻写照。

宋代的一些儒家理学派，如程颢、程颐、朱熹等均主张静坐修炼是治理学问的重要手段和方法。他们认为"有欲屏去思虑，患其纷扰，则是须坐禅入定。"程颐海"每见人静坐，便叹其善学。"南宋朱熹更是主张将修身与自学紧密地结合在一起，他提倡"半日静坐，半日读书"。和其他文人一样，朱熹常常借诗来表达自己练功的体会，如在《易外别传》中有一首诗很能体现练功的景象："忽然夜半一声雷，万户千门次第开。若识无中含有象，许君亲见伏羲来。"

第五节　明清时期

明清时期，是中医健身兴旺发展的时期。中医健身著作大量出版，中医健身功法纷纷总结推广。明清医家对古代中医健身的发展作出了重要的贡献，无论在理论上，还是在临床实践上，他们都有精辟的见解。

一、医学著作中的中医健身资料更为丰富

明初朱棣、藤硕、刘醇编写的《普济方》中有许多关于中医健身治病的内容。收载有导引、引气等中医健身方法数百条；涉及病种有头痛、耳聋、虚劳等几十种；所用功法以《诸病源候论》为主，兼及《备急千金要方》、《圣济总录》等。

明代杰出的医学家李时珍，积极倡导中医健身锻炼，他结合自己的锻炼体会，对中医健身与经络的关系问题发表了许多宝贵的见解。其内容除集中反映在《奇经八脉考》之外，也散见于《本草纲目》中。

明代著名的针灸学家杨继洲编著的《针灸大成》一书，对后世影响很大。该书除对明以前的针灸学术作较全面的总结之外，作者还结合自己的练功实践，对经络在中医健身中的作用作了很好的阐述。

清代龚廷贤重视养生之道，在他的代表作《寿世保元》中，对养生问题作了论述。在养生方法上，他提倡养内为主。李梴的《医学入门》将中医健身功法分为动功、静功两大类，并强调必须动静结合，提倡辨证施功。清代沈金鳌的《沈氏尊生书》特别值得一提，作者对古代中医健身也颇有研究，认为"导引、运功，本养生家修炼要诀，但欲长生，必先却病，其所导、所运，皆属却病之法。"在46种病症之后，分别辑录了不同的导引运动方法，为研究辨证选功提供了宝贵的文献资料。

清代两位温病学家叶桂、薛雪也精通中医健身。叶桂除本人喜爱中医健身外，还指导病人坐功运气。叶氏常以功药结合的方法治疗疾病（包括温热病后期的调理），这些宝贵的经验，记载在他的《临证指南医案》一书中。薛雪在诊疗疾病时，还常有"闭关静养"之医嘱。

明清时期，中医健身界对练功可能出现的某些不良反应和偏差的认识，也较前人有较大进步。李梴指出了一些功法的不良反应："内动运任督脉者，久则生痈；运脾土者，久则腹胀；运丹田者，久则尿血；运顶门者，久则脑泄，内动固不然矣。"张景岳对闭气法的不良反应与治疗有明确的论述。对中医健身偏差论述最为明确的首推张璐。在《张氏医通》中，他明确阐述了对中医健身偏差的中药治疗。他分析了偏差的病因、症状与治疗。如认为，偏差之成因，一为呼吸掌握不当，二为意念应用失度。常见之症，有的以神志错乱为主（入魔），也有的以肝火上炎为主。张氏提出了一些辨证施治的方法，如涤痰安神不应者，用大剂独参汤；安神补气不应者，用六味地黄丸兼滋肾丸等。

二、中医健身功法丰富多彩

明清时期，出现了不少以功法为主要内容的著作。明初冷谦的《修龄要旨》收有多种功法，如"延年六字诀"、"八段锦"等。《保生心鉴》署名铁峰居士，为一部功法专著，主要内容有"二十四气导引图像"。周履靖的《赤凤髓》介绍了"华山睡功十二图"、"古仙导引图"等，并附有较多插图。徐文弼在《寿世传真》中，将众多的外功分为分行式、合行式两大类。在功法方面，明代最著名的动功为"易筋经"。拳术是武术中最基本的内容，特别是内家拳，与中医健身息息相关。易筋经、八段锦历来是武术锻炼的基础功夫。明

清以来，盛行的太极拳、形意拳、八卦掌等，其创编和锻炼过程，都是古代中医健身的具体运用。

第六节　近现代中医健身的发展

近现代中医健身的发展分为两个阶段：自 1840 年鸦片战争至 1949 年新中医成立，这近百年中，由于各种原因，中医健身学发展基本上处于停滞状态；新中国成立以后，在党的领导和中医政策指导下，中医健身随着整个中医学术的发展而得到了相应的发展，并形成了相对独立的中医健身学科。

一、近代中医健身的发展

新中国成立前的近百年间，中医健身发展十分缓慢，几乎处于停滞的状态。1858 年，医家兼官吏潘蔚以徐文弼的《寿世传真》为底本加以增删，编成中医健身专著《卫生要术》一书，认为对疾病要防重于治，而预防的方法即中医健身锻炼。《卫生要术》又经王祖源在 1881 年重摹，改称《内功图说》。该书重视动功锻炼，内容有"易筋经"、"却病延年法"、"分行外功诀"等，并配插图。

这一时期内的一些著名医家为中医健身的发展也作了一定的努力，如以外治见长的吴尚先、中西医汇通派张锡纯等。从民国初年开始，在知识分子阶层中，静坐法较为风行。上海蒋维乔的《因是子静坐法》则是当时静坐法的代表作。这一时期的内丹术，主要是阐述前人之说，出现了一些如《性命要旨》、《丹经指南》、《大成捷要》等著作。

二、现代中医健身的发展

新中国成立后，中医健身事业迅速发展。中医健身功法的普及推广、学术研究都有了前所未有的空前发展，并且中医健身学的现代科学研究取得了巨大的成就。

（一）中医健身功法广泛普及

上世纪 50 年代起，群众性练功热潮几经高涨，大致经历了以下几个时期：

1949～1965 年，国内出现了第一次中医健身高潮。它使中医健身疗法得到整理、发掘及大力推广。刘贵珍、陈涛等中医健身事业的先驱者为此作出了巨大贡献。刘贵珍（1920～1983年）1954 年着手筹建了唐山市气功疗养所。这期间，在唐山、北戴河、上海等地先后成立气功疗养所，开展了广泛的中医健身医疗及保健活动。广大的人民群众积极参与到健身功法的锻炼队伍中来。

十年"文革"中，群众性的练功活动受到极大的影响，中医健身的学术发展受到严重的压制，中医健身事业到了崩溃的边缘。

上世纪 80 年代初至 90 年代末，中医健身事业迅速得到恢复和发展，国内出现了第二次中医健身高潮，并且开始走出国门。这一时期功法大量涌现，健身功法锻炼的队伍空前壮大，呈现出传统健身功法、新编功法百花齐放的局面。但是，在健身功法丰富繁荣的同时，一些封建迷信、江湖帮派等毒瘤也在气功界、中医健身领域泛滥，甚至一些人打着健身修炼的旗号从事反人类、反政府的勾当，给健身气功的发展造成了极大的伤害。

进入新世纪之际，党和政府从满足人民群众健身需求和维护社会稳定的大局出发，对气功界进行了整治和管理，中医健身事业在新形势下得到健康发展。

中医健身功法以其良好的健身防病作用，在医疗费用日益增长的当今社会，显现出独特的优势。越来越多的人积极加入到健身功法的锻炼队伍当中，中医健身功法的普及推广进入了一个新的历史时期。

（二）中医健身学术研究空前发展

1955～1958年期间，中医健身学术得到了前所未有的发展。在中医健身功法方面，以北方的内养功、南方的放松功为代表，一批疗效确切的中医健身功法被发掘整理并得到推广；在防治疾病方面，全国各地共总结了近30种慢性病的中医健身疗法。值得一提的是，卫生部委托上海市气功疗养所主办的"全国气功师资进修班"，为各地培养了一批专业人员。

1983年北京中医学院（即现在的北京中医药大学）气功研究所成立，1985年上海市气功研究所成立。从此，国内出现了专业的以"气功"为主要内容的中医健身科研机构。中医健身学的人才培养也开始正规化，从业余岗位培训到正规学校教育，从大学本科教育到研究生教育，中医健身学的教学层次日益丰富。1985年经国务院学位委员会批准，上海中医学院（上海市气功研究所）、中国中医研究院针灸研究所（气功研究室）具有气功硕士学位授予权，提高了中医健身专业人员培养的层次。近年来，北京中医药大学和南京中医药大学开始招收中医气功和中医健身学的博士生，为中医健身学的发展开创了新的局面。

（三）中医健身功法现代研究成果卓著

从20世纪50年代至20世纪60年代中期，中医健身学的现代科学研究主要包括临床领域的研究和实验领域的研究。

在临床医疗研究领域，研究人员开始用临床医学的研究方法对中医健身疗法的临床效应进行观察研究。20世纪50年代，人们主要习练一些传统气功功法及太极拳等健身功法。一些诸如肺结核、气管炎、胃及十二指肠溃疡等慢性病通过一定时期的中医健身锻炼，取得了较好的康复效应。至60年代中期，随着中医健身功法的普及推广，临床观察研究从少数病例甚至个案报导，到多至上千例的临床统计研究；临床研究疾病涉及呼吸、消化、循环、泌尿、神经和内分泌等人体各系统多种常见病、多发病。诸如呼吸系统的阻塞性肺气肿、支气管哮喘、肺结核等；消化系统的胃及十二指肠溃疡、胃下垂、慢性肝病、慢性结肠炎；循环系统的高血压、冠心病心绞痛、风湿性心瓣膜病等；泌尿系统的慢性肾炎、肾病综合征等；神经系统的神经衰弱、神经官能症等；内分泌系统的糖尿病等。

在中医健身的实验研究方面，对人体一些生理、生化等客观指标进行检测以及实验观察。在呼吸生理方面，研究了传统气功及太极拳的呼吸运动形式和呼吸动力学机理，如传统气功中的呼吸与植物神经机能的关系；传统气功调息态与气体交换、氧代谢及肺功能的关系。在循环生理方面，研究观察了健身功法对血压、心率变化、皮肤温度、血管通透性、血液成分等指标的影响。在消化生理方面，研究了健身功法对胃肠蠕动波、胃液和唾液分泌、肝功能等的影响。在神经电生理方面，观察了健身功法对习练者脑电图、肌电时值、皮肤电位等变化的影响。在内分泌代谢方面，研究了健身功法对机体练功后尿17酮类固醇、血糖等生化指标的影响。

从上世纪70年代末至90年代末，随着中医健身学的迅猛发展，中医健身现代研究也空前繁荣。这一时期在临床领域和实验领域的研究比以往都有较大的发展。

在临床医疗研究领域，由于医学检测手段的进步和某些高新科技的应用，除了系统地观测气功、太极拳等中医健身方法对人体各系统疾病的康复效应，还系统地研究观察了中医健身功法的心理效应、益智效应，以及开发人体潜能的效应等。

在中医健身实验研究方面，在以往研究基础上作了进一步的深化。如以脑电为客观指标的中医健身研究，采用了脑电功率谱、维数分析和混沌理论、大脑皮层诱发电位以及脑电图等。对中医健身静功的研究由以往单一指标观察变成多指标综合分析。中医健身对心血管循环机能的研究，采用了多种能反映心血管机能的检测方法，如阻抗血流图、超声多普勒血流图、B超、微循环同步直视等方法，并结合血液流变学同时观察血流动力学改变及血脂、胆固醇、脂蛋白等。皮肤温度则采用非接触的遥感技术，如红外热像图等。观察水平也从整体水平深入到细胞和分子水平，甚至作了脱氧核糖核酸的观察。

进入21世纪以来，国家对中医健身进行了规范管理。2003国家体育总局健身气功管理中心，向全国推出重新整理的四套传统健身功法：健身气功·易筋经、健身气功·五禽戏、健身气功·六字诀、健身气功·八段锦，并投资100多万元对四种健身功法的功效进行现代科学考察。2004年国家继续招标新的研究项目，对健身气功的科学机理和传统理论作进一步研究。

随着我国对中医健身的规范管理和对中医健身科研投入的加大，随着现代科学技术的迅猛发展，我们有理由相信：中医健身学的现代科学研究将呈现一个欣欣向荣的局面。

第二章

中医健身学的基础理论

中医健身学具有丰富的中华传统文化的底蕴，其基础理论是建立在中医学基础理论之上，并以之阐述中医健身的功理功法，指导实践应用。中医健身学基础理论，内容包括阴阳五行学说、精气神学说、藏象学说、经络气血学说等。这些学说从不同的角度对人体生理病理、生命现象乃至自然宇宙的形式进行了描述。这些内容在《中医基础理论》教材中有较为详尽的阐述，这里不再复述，本篇侧重于介绍各种学说对中医健身学的指导意义，以及与中医健身学之间的内在联系。

第一节　阴阳五行学说

一、阴阳五行学说是认识自然的思想方法

阴阳五行，即阴阳学说和五行学说的合称，是中国古代的科学思想，是古人通过"近取诸身，远取诸物"，并且在长期的生产和生活实践中逐步形成的独特思想体系。阴阳五行学说既是古人对宇宙物质世界和现象及其规律的深刻认识，也是古人用以认识自然和解释自然的思想方法，具有唯物论和辩证法的思想内涵。

阴阳学说认为，宇宙万事万物是由阴阳二气交感变化、相互作用而产生，阴阳既代表自然界两种对立的物质势力，同时也代表着事物矛盾对立的两个方面，这种认识事物的思想方法成为人们认识物质世界和解释事物运动变化规律的方法论。

五行学说认为，木、火、土、金、水五行是构成物质世界必不可少的基本物质要素，这五种物质要素之间存在着相互资生、相互制约的关系，以此解释物质世界处于不断运动变化和整体联系的规律性。

阴阳五行学说，深刻地揭示了物质世界的构成及其运动变化规律，是人们认识世界和改造世界的锐利思想武器。作为认识论和方法论，阴阳五行学说渗透到中国古代文化的各个领域。从自然科学到人文科学，从天文历法学到医学等，都受到阴阳五行学说的深刻影响，尤其是在中医学中，系统地运用阴阳五行学说阐释人体生理功能、病理变化，以及疾病的防治和养生保健等。阴阳五行学说成为中医理论体系的重要组成部分。

二、阴阳五行与中医健身

中医健身学以协调阴阳为基本指导原则。《素问·生气通天论》指出：若阴阳不和，则

"因而和之，是谓圣度"。所谓"圣度"，就是最好的养生健身法度，即把协调阴阳作为养生健身的功效准则。因此协调阴阳，使之平和是衡量各种健身方法运用是否得当的标准。古人有云练功"须洞晓阴阳"（《悟真篇》）。中医健身锻炼的第一步是选择合适的功法。由于人"有少阴之人，有太阴之人，有少阳之人，有太阳之人，有阴阳平和之人，凡五人者，其态不同，其筋骨气血各不等"。若是病人，则更有阴盛阳盛、阴虚阳虚之别。而功法也有阴阳属性的不同。一般认为，动功属阳，而静功属阴，不同的人可"对号入座"地选择相应功法进行锻炼，方可取得良效。在具体的功法操作中，也须以阴阳五行学说作指导。三调之中，无处不体现阴阳之别。调身中的动静开合、松紧刚柔、俯仰屈伸、上下升降等，都有阴阳属性。松静功可潜阳益阴，向上向外的升式开式可以升阳，向下向内的降式合式可以潜阳。"有火者开目，无火者闭目；欲引气上行的治耳目口鼻之病，则仰身为之；欲引头病则仰头，欲引腰足病则视足。"（《医学汇函》）。调息也是如此，吸为阳，呼为阴，《长生胎元神用经》云："鼻吸清气为阳，口吐浊气为阴……"。存气闭息，可以祛寒；呼出浊气，可以清热。因此，阳虚者应练吸，即注意吸气，延长吸气时间；反之，阴虚者练呼，即注意呼气，延长呼气时间。调心之阴阳变化，尤其是其中的意守、存想，格外分明。守外景可以退火，守内景可以温阳。存想水与寒的意境，可益阴；存想火与热的意境，可生阳。《文始真经》说得好，"气缘心生，犹如内想大火，久之觉热；内想大水，久之觉寒。"

传统中医健身中有随四季昼夜的阴阳变化来养生的习惯。就一年四季而言，则"春夏养阳，秋冬养阴"，就昼夜十二时辰而言，则选择六阳时（子时至巳时）练功，可以助阳；六阴时（午时至亥时）练功，可以益阴。按照五脏、季节、日期的五行配属，结合五行生克关系，也可起到护养相应内脏的作用。《服气精义论》应用方法是："春以六丙之日……食气百二十致于心，令心胜肺，无令肺伤肝，此养肝之气也；夏以六戊之日，……食气……助脾，令脾胜肾，则肾不伤于心也；季夏以六庚之日，……食气……助肺，令肺胜肝，则肝不伤于脾也；秋以六壬之日，……食气……助肾，令肾胜心，则心不伤于肺也；冬以六甲之日，……食气……助肝，令肝胜脾，则脾不伤肾也"。

从五行学说角度而言，可用之来指导辨证施功。如用六字诀健身治病时，可按五行生克规律选用不同诀法。赵台鼎在《脉望》中介绍了两种具体方法：一是以五行生克关系为依据。如肝气不足，是肺之有余，用呬字泄之；心气不足，是肾之有余，用吹字泄之；肾气不足，是脾之有余，用呼字泄之；脾气不足，是肝之有余，用嘘字泄之。二是按五行生克中"实则泻其子"的原则来治疗脏腑实证。"肝有余则用嘘，若嘘亦不能引肝气，则引其子，用呵字泻心之气，心气既行，肝气自传；心有余则用呵，若呵亦不能引心气，则引其子，用呼字泻脾之气，脾气既行，则心气自传；脾有余则用呼，若呼亦不能引脾气，则引其子，用吹字泻肾之气，肾气既行，则脾气自传；肾有余则用吹，若吹亦不能引肾气，则引其子，用嘘字泻肝之气，肝气既行，则肾气自传。"金元四大家之一的刘河间也有这方面的经验。

第二节　精气神学说

一、精、气、神是构成人体的三大基本元素

精气是中国古代哲学的重要范畴，指最细微的物质存在。《周易》中有"精气为物"之语，但未详细论述。《管子·内业》对精气学说进行了较为详细的阐释，把精视为最细微的气，如说："精也者，气之精者也"；还认为精气是生命的来源，也是圣人智慧的来源，如"气道乃生，生乃思，思乃知"。这样，由于精气沟通形体而产生了人的生命，有了生命才有了人的思维，也就是"神"的功用。

中医学理论继承发展了上述哲学思想，并使之更为具体化，其对精、气、神的基本认识如下：

精，是指一切精微有用的、滋养人体的物质，更是构成人体的物质基础。所以《素问·金匮真言论》说："夫精者，身之本也。"《灵枢·经脉》说："人始生，先成精，精成而脑髓生。骨为干，脉为营，筋为刚，肉为墙，皮肤坚而毛发长。"《素问·上古天真论》说："肾受五脏六腑之精而藏之。"因此，人体各部分都含有精的成分，而各部分组织都以精为基础。

气，是充养人体的一种精微物质，或是人体脏器的功能活动。它的重要性正如《难经·八难》中说的："气者，人之根本也，根绝则茎叶枯矣。"由于它分布的部位以及它所反映出来的作用不同，故被赋予了多种不同的名称。如禀受于先天的元气，又称原气、真气、真元之气；得之于呼吸、饮食的，称为后天之气、呼吸之气与水谷之气；气在阳分者即阳气，气在阴分者即阴气；气在表为卫气，气在脉中为营气；气在心为心气，在肺为肺气，在肝为肝气，在脾为脾气，在胃曰胃气，在肾为肾气；在上焦为宗气，在中焦为中气，在下焦为元阴、元阳之气等，而它们都根源于元气，元气位于下丹田。正如徐灵胎在《医学源流论》中指出："五脏有五脏之真精，此元气之分体者也"。而其根本所在，即道经所谓丹田。

神，是指人体生命活动的主宰，它是无形的，却代表着生命活动的主动性。其实就是生命运动固有的调节控制机能，也可以说是调控生命活动的信息。神主要包括思想精神活动和生命活动的本能调控机能。《灵枢》中说："生之来谓之精，两精相搏谓之神。"所以神是有物质基础的，它是随精气相互作用而生，而且出生之后，其一切活动又必须依赖于后天的滋养。

二、精、气、神与中医健身

中医健身学把精气神看成是人体生命活动的基本要素，所谓健身修炼、养生延年等，就其根本都是保养和强壮人体内在的精气神，中医健身正是以保养精气神为要务。

在传统健身方法中，尤以道家健身功法为代表。如董德宁《悟真篇正义》中说："三元

者，三才也，其在天为日、月、星之三光，在地为水、火、土之三要，在人为精、气、神之三物也。"中医健身古籍《玉皇心印经》中也指出："上药三品，神与气精。"张景岳在《类经·卷二十八》中指出："修真诸书，千言万言，无非发明精、气、神三字。"传统中医健身锻炼实际以这三者为锻炼对象，锻炼的主要目的就在于调养精、气、神。通过锻炼，使在后天耗散的精气神得到恢复充实，而达到健康长寿的目的。

《勿药元诠》说得好："积神生气，积气生精，此自无而之有也；炼精化气，炼气化神，炼神还虚，此自有而之无也。"这正是古人对人体生命过程的认识。神是虚灵的，但作为生命信息，它指挥机能活动从外界摄取营养物质来复制自身，这是从无到有。反之，消耗物质和能量，转化为精神活动和机能活动的信息，又是从有到无。中医健身锻炼就是锻炼精、气、神，维护这三宝，其实就是用意识、呼吸及动作来调控机体信息、能量、物质相互转化的新陈代谢过程，这与阴阳学说完全一致。《寿世青篇》曰："炼精化气，炼神还虚，噫！从何处练乎？总不出于心耳。"就是说练功的关键在于调心，通过调控心理活动来主宰精气神的生生化化，由于物质代谢的良性循环，才能"积精全神"，使"形"与"神"长期稳定地处于对立统一体中，于是就能健康长寿。具体说来，清心寡欲则神静而不外耗，心存正念，排除杂念则神明不惑，于是就能使机体的一切活动尽可能符合养生之道，即自然规律。正如《灵枢·本藏》曰："志意者，所以御精神，收魂魄，适寒温，和喜怒者也。"在"三调"过程中，意守丹田，使"心火"下交于"肾水"之中，"相火"不妄动，可保养阴精，火能生脾土，使后天之精充足，以养先天之精，静默调息，使真气不耗，吐故纳新，养足了宗气，气贯丹田，则元气归根，谷气充足。于是精充气足神旺，病体自然康复，却病延年。

第三节　藏象学说

一、藏象是人体结构与功能统一的稳态系统

藏象是中医学特有的关于人体生理病理的系统理论，也是中医学理论体系的核心部分，对养生防病和疾病的诊断、治疗具有重要的指导意义。藏象学说从整体观出发，认为人体生命活动是以心神为主宰，以五脏为中心，配合六腑，以精气血津液为物质基础，通过经络系统沟通联络形体官窍，形成人体生命的五大功能系统。这五个功能系统之间，在形态结果上密不可分，在生理功能活动上相互协调，在物质代谢上相互关联，在病理变化上相互影响；同时这五个功能系统在生理和病理方面又受到天地自然、四时阴阳的影响，表现为人体生命与自然息息相关。

二、藏象学说与中医健身

藏象学说认为脏与脏、腑与腑及脏与腑之间，在生理上是相互协调、相互促进的，在病理上则相互影响、相互关联。脏腑功能活动的稳定协调是人体生命活动得以正常进行的重要保证。中医健身通过多种形式的手段和方法来协调脏腑的功能活动，以维护其系统的稳定，

从而避免和纠正脏腑功能太过或不及的病理状态。

中医健身功法中，大部分功法是通过形态动作，或配合呼吸来调整脏腑机能的。如八段锦，它是形体活动与呼吸运动相结合的传统运动，其八个动作分别以躯体的伸展、俯仰，肢体的屈伸运动，伴随呼吸来加强对五脏六腑的功能性锻炼。其中每一式皆有重点，即重点作用于某一脏腑。例如第一式"双手托天理三焦"，即双手上举，伸展躯体的动作，来调理三焦的生理功能。肺在上焦，主宣发肃降；脾在中焦，主气机斡旋，升清降浊；肾在下焦，主藏精纳气，三者结合，则气机得以转运。当两手上举时，手、足三阴三阳经络得以舒展，从胸至手、手至头、头到足、足到胸，形成一个环状，随着呼吸运动，三焦气机通畅无碍，同时，对内脏也有按摩调节作用，起到通三焦、调气血、养脏腑的效果。其他诸如"调理脾胃需单举"、"摇头摆尾去心火"等，都是通过不同动作达到各自的锻炼效果。综合起来，即可起到全面的健身康复作用。

就人体生命而言，心神为人体生命的主宰。《素问·灵兰秘典论》说："主明则下安，以此养生则寿。"反之，"主不明，则十二官危，……以此养生则殃。"中医健身功法尤其强调心静神宁，要求心神安静内守，情绪平静和稳定。静养心神，又称为守神。有神则生，无神则死；神弱则病，守神则健。《医述·医子溯源》进一步阐释道："欲延生者，心神适恬静而无躁扰"。就是说，人能养神，保持神志清静，安宁舒畅，就能"神守则身强"。这样既有利于减少疾病的发生，亦有利于疾病的康复。反之，心神当静不静，神不内守而躁扰于外，神伤而致病。在此还须强调指出的是，心神之静，就其现实意义来讲，应是心无妄用，精神专一，摒弃杂念之谓，而不是饱食终日，无所用心。

另外，在健身功法中，有通过调神意守丹田，来达到调整脏腑机能，使心肾相交，维持水火阴阳的动态平衡，达到清心养神的目的。意守丹田还能充养下焦元气，从而强壮身体。

许多练功者都在习练健身功法后，感到心情舒畅，食欲改善，容光焕发，形态健美，动作灵活，身体强壮等，这都是脏腑功能协调改善的综合表现。

第四节　经络气血学说

一、经络是联络人体全身的网络系统

经络是人体结构中重要的组成部分，与脏腑、形体官窍、气血津液等共同组成了完整的人体。经络学说与藏象学说、精气血津液学说等共同构成了中医学理论体系的核心，用以阐释人体的生理功能、病理变化，指导临床诊断、疾病防治、养生保健，是中医学阐述人体生命运动规律的基本学说。经络学说不仅是针灸、推拿等学科的理论基础，而且对于指导中医临床各科都具有重要的意义。

经络，是运行全身气血，联络脏腑肢节，沟通上下内外，感应传导信息和调节人体功能的一个特殊网络系统。经络相贯，遍布全身，通过有规律的循行和联络交会，组成了经络系统，把人体五脏六腑、肢体官窍及筋骨皮肉等组织紧密地联结成统一的有机整体，从而保证

了人体生命活动的正常进行。

经络学说包含的内容非常丰富，它以十二正经的循行为核心内容，强调十二正经是联系人体脏腑与形体及人体与自然的主要通道，其他如奇经八脉、十五络脉、十二经别、十二经筋、十二皮部及气街四海、标本根结等理论，均围绕加强十二正经相互之间的联系、加强十二正经的生理功能而展开，从而形成了一个完整的立体网络结构。

二、经络学说与中医健身

《灵枢·经脉》说："经脉者，所以决死生，处百病，调虚实，不可不通"。中医健身功法正是通过各种手段和方法对人体的经络系统进行调节，从而达到疏通经络、调节全身的效应。

健身功法中往往通过形体动作导引，牵动经络，畅通脏腑经络气机。如循经导气法，就是依经络循行路线，以意领气，依次运行，顺畅气机。在一些以按摩方式为主的功法中，通过拍打按摩经络上的某一个（或几个）穴位为中心进行锻炼操作，如保健功中的擦丹田、擦涌泉等即是如此；或以经络在体表的循行路线为依据，如放松功中拍打放松的方法。

健身功法中对心神的调节也不离经络，特别是以意守为手段的功法。意守之处，通常都是腧穴，如内丹术中的三丹田、放松功中的止息点等。结合意守的调息过程也是这样，起到调畅经络、运行气血的作用。在健身功法的呼吸调息功法中，也往往以经络腧穴为着眼点。如体呼吸、丹田呼吸、皮毛呼吸等，便是通过控制腧穴之开合而行"呼吸"的。

另外，有一些健身功法采用引气攻病的手段治疗疾病时，多借助于经络系统气机的运行。如在吸气时用意念将清气沿经络引至病所，呼气时再用意念将浊气沿经络排出体外。如此反复，将经络作为通道，引气"洗涤"病灶之处。

总之，熟练地掌握、正确地应用经络学说，是中医健身功法习练取得良好练功效果的重要环节。

第三章

中医健身学的现代研究

　　中医健身学的现代研究是指应用现代科学的方法和手段对中医健身的效应进行研究，探讨中医健身的作用机理，为中医健身的临床运用及普及推广提供科学依据。

　　中医健身学的现代研究，其内容主要有两个方面：一是运用临床医学的研究方法，通过检测中医健身功法习练者的生理、生化、免疫、心理等指标，来评价中医健身的心身效应；二是运用实验科学的研究方法，对中医健身进行一系列的科学实验，来阐述其养生康复、健身防病的机理。

　　本章主要介绍中医健身对整体生命状态的优化效应、对人体器官系统的调节效应、对精神心理的调节效应、对机体血液生化及免疫的调节效应。

第一节　中医健身对整体生命状态的优化效应

一、中医健身对形体运动机能的影响

　　中医健身功法通过肢体运动，伸筋拔骨，从而牵拉人体各部位大小肌群和筋膜，以及大小关节处的肌腱、韧带、关节囊等结缔组织，促进活动部位软组织血液循环，改善软组织的营养代谢过程，提高肌肉、肌腱、韧带等软组织的柔韧性、灵活性和骨骼、关节、肌肉等组织的活动功能，达到强身健体的目的。

　　2004 年江西中医学院科研人员分别对参加健身气功·易筋经锻炼三个月、六个月和一年的中老年人进行了国民体质的测试。结果发现练功 3 个月后，练功者反应时及闭眼单腿站立有了较明显的提高。练功半年后克托莱指数、反应时、肺活量、握力、体前屈、闭眼单腿站立均有了较为明显的提高。这说明在练功半年后，受试者的呼吸机能、运动系统的机能（体前屈、平衡、握力等）均有较显著的改善效应，并且随着练功时间的延长，这种效应也在增加。与对照组研究比较，发现练功半年后练功组的国民体质 6 项指标检测，除克托莱指数的差异无显著性意义外（$P > 0.05$），练功组的反应时、握力、坐位体前屈、闭眼单腿站立 4 项指标均明显优于对照组，差异有非常显著性意义（$P < 0.01$），肺活量也优于对照组，差异有显著性意义（$P < 0.05$）。克托莱指数（体重 kg/身高 cm × 1000）是反映人体发育匀称度的重要指标；反应时是测试机体神经系统动态反应速度的重要生理指标，也是衡量衰老程度的一个指标；肺活量是反映机体呼吸机能的重要指标；握力主要测试前臂及手部肌肉的

力量；坐位体前屈主要测试躯干、腰、髋等部位关节、肌肉和韧带的伸展性和柔韧性；闭眼单腿站立主要测试人体的平衡能力。实验结果表明，健身气功·易筋经能有效提高中老年人机体的柔韧性、平衡性、肌肉的力量，以及形体活动的灵敏性与准确性，并且对机体的呼吸机能有一定的增强作用。因此可以认为健身气功·易筋经对中老年人身体素质有积极的效应。

二、中医健身对生活质量的影响

人体是一个复杂的巨系统，中医健身功法对人体的作用是一个综合多层面的效应。坚持健身功法锻炼对人体的整体生命活动将产生积极的影响。北京体育大学将 SF－36 量表用于评价长期习练健身气功·八段锦对健康中老年人生存质量的影响。研究发现：实验组经过一段时间的健身气功·八段锦锻炼后，SF－36 量表的多项指标得分均明显提高，其中躯体功能（PF）、躯体健康问题导致的角色受限（RP）、生命活力（VT）、社交功能（SF）、生理健康总评（PCS）和心理健康总评（MCS）七项指标在老年男女受试人群中均表现出随着锻炼时间延长，得分逐渐增加的趋势。因此，长期有规律地进行健身气功·八段锦锻炼产生的体脂百分比下降、肌肉力量上升和精神状况改善等良好效应在 SF－36 中可以表现为躯体功能（PF）、躯体健康问题导致的角色受限（RP）和生命活力（VT）等维度的得分明显增加。因为 PF 主要反映劳动能力和体能，VT 主要代表精力和抗疲劳能力，而 RP 主要解释躯体健康问题影响日常生活和工作的程度。SF－36 量表中社交功能（SF）的提高与健身气功·八段锦为集体锻炼，锻炼中人与人交往增多存在一定的关系。

第二节　中医健身对人体器官系统的调节效应

中医健身对人体器官系统的调节效应是中医健身现代研究中内容最为丰富的部分。随着生理科学的发展，新技术和新方法的应用，研究方法和手段越来越丰富，观察指标也从单一的生理指标发展到综合的生理指标。

本节主要介绍中医健身功法对呼吸系统、心血管系统、神经生理的效应等。

一、中医健身对呼吸系统的效应

中医健身锻炼过程中的呼吸生理效应，是各种生理指标中较明显而直观的生理变化。具体表现在以下几个方面：

（一）对呼吸频率、节律、深度、速率的影响

中医健身功法对呼吸生理较直观的影响就是呼吸频率、节律、深度、速率的变化。这一变化可通过客观记录的呼吸运动曲线进行观察分析。中医健身锻炼，尤其是气功静功过程中的呼吸运动的生理特点主要表现在：随着入静程度或进入气功态程度的加深，呼吸周期变长，节律变慢，幅度增大，呼吸运动的变化趋向均匀柔和，形成深长慢匀。在气功锻炼时呼

吸频率可减至每分钟 3 ~ 4 次。正常成年人平静时每分钟 12 ~ 18 次,如果非练功者人为地减少呼吸次数,可以维持一个较短时间,但常常会感到憋气不适。

练功者在气功状态中呼吸细、匀、深、长的现象,是由于机体耗氧及代谢水平下降的缘故。中医健身锻炼时的呼吸频率与入静程度和调息功夫的深浅有关,也与练功时采取的姿势(站或坐或卧)有关。站式因机体耗能较大,呼吸频率的降低相对较少,而卧式的耗能量最小,呼吸频率的减慢相对较大。如坐式静功,呼吸频率可以由每分钟 18 ~ 20 次降低到 4 ~ 5 次,甚至 1 ~ 2 次,功夫极深的气功家还可达到超过生理常识的极慢境界。

气功习练者在练功进入气功状态时,呼吸频率减慢,肺通气量降低,平均减少 28%,但呼气深度增加,潮气量明显增大,平均增加 78%,同时,氧的吸收率明显增高,血氧饱和度维持在正常水平或略有增高,为细胞摄取氧和利用氧提供方便,故长期练功者在长时间缓慢的练功活动中不致发生缺氧现象。其机理可能与练功所造成的呼吸类型的改变有关。如肺泡通气充分,膈肌活动使肺充分扩张,使全身回流血液增多加快,肺循环血管床面积增大,血液与肺泡内氧的接触时间延长使肺换气量相应提高。

(二) 对膈肌运动影响

中医健身锻炼,尤其是气功锻炼对膈肌的运动有较大的影响。用 X 线观察发现静功过程中呼气和吸气时的膈肌活动度增加,如内养功锻炼时,膈肌上下活动范围最大可达 8 横指,约 150mm,为自然呼吸时的 3 至 4 倍。有人观察了肺结核病患者中练功者与不练功者的膈肌活动幅度,前者在深呼吸时膈肌上下活动幅度平均为 29.7mm,学功 2 个月后平均可达 59.7mm。也有报导在 X 线下用录像机观察横膈活动变化,探测慢性支气管炎患者练放松功或小周天功前与练功时横膈活动幅度(以时程 DT 计算)及其形态,并以练功前后 $TCPO_2$ 和 $TCPCO_2$ 变化进行对比。录像结果显示:练放松功前,每一呼吸周期横膈上下移动距离之和(DD)均值为 54.6 ± 14.8mm,而练功时 DD 的均值为 72.6 ± 23.6mm,练功前后用统计学处理其 t 值为 2.96,$P < 0.05$,具有明显差异。练小周天功前,DD 的均值为 46.3 ± 24.7mm,练功时 DD 的均值为 95.4 ± 57.4mm,练功前后对比,t 值为 3.68,$P < 0.01$,具有非常显著的差异。此外,还观察了膈肌活动时程,即横膈在固定时间内移动的距离,用 DTmm/min 表示其变化速率,结果是:放松功锻炼前与锻炼时相比,t 值为 2.33,$P < 0.05$;小周天功练功前与练功时相比,t 值为 3.68,$P < 0.01$。由上述结果可知,DD 的延长可反映呼吸深度增加,呼吸频率(Rf)减少,而练小周天功时更为明显,每分钟的呼吸次数有少至 2 ~ 3 次者。无论是放松功还是小周天功,练功时与练功前相比,其变化均非常显著。

膈肌活动时程(DT)的延长,呼吸幅度的加深,呼吸频率(Rf)的降低,使膈肌活动的总量却比平时减少,说明人体从"耗能"状态转至"贮能"状态。从 30 例 $TCPO_2$ 和 $TCPCO_2$ 的测定结果来看,练功后 $TCPO_2$ 普遍有所上升,t 值为 3.33,$P < 0.01$;而 $TCPCO_2$ 均有下降,t 值为 5.45,$P < 0.001$,说明气功调息状态下气体交换充分,而功中耗能又减少,其能量由于充分获得氧气的补充而起"贮能"作用。另外,气功调息以后加强了膈肌对腹腔内脏的按摩作用,从而促进了胃肠蠕动和腹腔脏器的血液循环,增强了内脏系统机能。

（三）对肺活量、通气量、潮气量等的影响

中医健身锻炼能够使肺活量、时间肺活量和最大通气量发生较为显著的改变。有报道称，练太极气功十八式的练功者，经过一段时间练功后，肺活量平均值由原先的 3520ml 上升至 4230ml，第一秒时间肺活量其均值由 79.8% 上升至 84.2%，最大通气量提高的差均值为 14.21L/min。说明由于练功时对调息的特定要求，加大了呼吸深度，使每分钟的呼吸频率减少，肺泡的弹性得以加强，呼吸道的阻力随之减少，从而提高了肺的通气量。还有人对顽固性支气管哮喘患者进行了实验，测试了练功前后强迫呼气量、极限流量和呼吸道阻抗，见呼吸道阻抗显著下降（由 $5.63 \pm 1.40 cmH_2O/L/s$ 降至 $2.90 \pm 0.57\ cmH_2O/L/s$），而极限流量、深呼气量有所升高，呼吸系统功能有明显改善，为练功治疗支气管哮喘提供了实验依据。

在国外，Corey 用体积描记仪测量了呼吸时的气体流量、胸腔外部压力和胸腔气体容积（TGV），由胸腔外部压力和呼吸流量可得呼吸道气流阻抗 R，其倒数（1/R）即为呼吸道导纳。（1/R）/TGV 称为比导纳，Corey 观测了练功组（n＝7，平均年龄 31 岁，女 4 男 3，健康）和对照组（n＝7，平均年龄 32.8 岁，女 5 男 2，健康）在练功前、后和练功过程中比导纳的变化。发现：①练功组和对照组比导纳的变化截然不同，前者明显升高，后者基本不变；②练功状态下比导纳迅速提高，整个练功期间平均升高 12.1%（P＝0.0014），练功将结束时升高约 20%。一旦收功，比导纳立即下降，但仍比对照组高约 8%。这意味着练功状态下呼吸道的功能有显著改善。M. K. Reddy 等随机选择两组运动员，每组 15 人。试验前测定他们的运动成绩（50 米跑、跳远等）、灵敏性、心血管系统效率、呼吸系统效率（肺活量）等，试验组练功 6 周，对照组作常规训练，然后再测量同样项目，发现练功的运动员呼吸系统效率（肺活量）与对照组相比有显著提高，练功组肺活量提高了 $230.0 \pm 85.2\ ml$，而对照组仅提高 $93.3 \pm 113.8\ ml$（P＜0.001），说明中医健身锻炼确实能改善呼吸系统的功能。

二、中医健身对心血管系统的效应

中医健身对心血管系统的效应主要表现在健身锻炼对血压的调整作用，对心脏功能及其状态的影响，对周围血管和皮肤温度的影响，对与心血管机能有关的血液成分及理化特性的影响等。

（一）对血压的调整作用

中医健身功法对血压调整具有双向调节、安全可靠的特点。从 20 世纪 50 年代开始至今已有大量这方面的实验研究报告。有研究显示：接受智能气功锻炼后，血压偏高者收缩压平均下降 17.09mmHg，舒张压平均下降 7mmHg；血压偏低者收缩压平均上升 10.16mmHg，舒张压平均上升 8.33mmHg。

中医健身功法对调节血压的作用机理可能是多方面的。不少研究提示，血压的变化与意守部位、意念、功种功法有密切关系。20 世纪 50 年代就曾报道，意守丹田能使血压下降，而意守鼻尖能使血压升高。有报道称对练功者作意念升降血压实验，当意念升压时，与对照组相比，血压显著升高，而意念降压时，血压高者即降至接近对照组的基础血压水平。

从调息的角度来看，气功深匀柔缓的呼吸有利于意念的集中和大脑的入静，并有增强迷走神经张力的作用，使内脏活动加强，也有助于血压的降低。调息方式也和降压作用有关，由于吸气相交感神经系统兴奋性增强，呼气相副交感神经系统兴奋性增强，故高血压患者采用的气功调息方式一般为延长呼气时相的快吸慢呼方式，即呼－停－吸方式。

此外，由于练功过程中大脑皮层内抑制过程的加深，有助于纠正高级神经活动的机能障碍，通过交感张力的降低，放松了小动脉平滑肌，降低了外周阻力，增强了肾脏及肾上腺血流量，减少了肾素的分泌，也可使血压下降。同时由于躯体肌肉的松弛，减少了向心冲动，增强了外周血液循环机能，也可降低外周阻力，故静功的放松功，最适宜于高血压患者。

（二）对心脏功能的影响

1. 对心率和心律的影响 有研究表明，气功对心肌细胞自律性的作用是双向调节。有人观察了练功者入静过程中的心率变化，气功组 16 人，对照组 11 人，气功组心率在入静后有减慢的趋势，入静前平均 83.5 次/分，入静 20 分钟降到 73.5 次/分（$P < 0.05$），入静 30 分钟降到 71.2 次/分，并持续至停止入静后 20 分钟。对照组入静后心率虽有减慢的趋势，但与入静前相比无统计学差异。有研究表明，心脏神经官能症、阵发性室上心动过速，在练功后可使心率从 180 ～ 200 次/分降至 70 ～ 80 次/分，窦性心动过速逐渐恢复至正常心率。如窦性心率过缓者通过气功锻炼，心率也可增快至正常生理速率。意念与呼吸结合形成的不同调息方式能够明显改变植物神经系统的功能状态，使心率及脉速信号变异参数产生明显变化。有研究称，自控强肾气功对心率变异有一定影响，表现为练功前期 R 间期的低频/高频比值增高，练功后期低频/高频比值明显下降。这一变异是交感神经与副交感神经活动的结果。鉴于心率受多种因素的影响，除了大脑入静、意念集中（意守）及呼吸频率减慢等因素外，由呼吸引起的腹部运动也影响心率的快慢。

气功对心律失常也具有明显的调节作用。对预激综合征二联三联律、室性早搏、传导阻滞等均有肯定的疗效。其机理可能是通过气功调息，改变了肺功能，增强了肺活量，纠正了心肌缺氧，抑制了异位起搏点使心脏传导系统处于最佳状态，从而消除了心律失常。

2. 对心输出量的影响 2004 年《健身气功·易筋经健身作用观察研究》课题组，采用彩色多普勒超声诊断仪，对 39 例参加健身气功·易筋经锻炼者进行了练功前和练功半年后的心功能检测，实验研究表明：练功后心每搏射血量、射血速度和每分输出量明显增加（$P < 0.05$）。

也有学者认为气功对心排出量具有双向调节作用。有研究者采用 6J—61 六导生理记录仪测试气功对心功能影响，发现兴奋信息和抑制信息对心功能具有不同的生理作用。兴奋可以增加自身的心率（$P < 0.05$），同时心搏出量也是增加的，所以每分输出量也是增加的（$P < 0.05$），说明兴奋功可增强心肌的泵功能。抑制时对心率虽无改变，但可减少心搏出量（$P < 0.05$），因而每分输出量也是减少的。进一步的实验观察表明：抑制使左室射血时射血分数减少（$P < 0.01$），主动脉顺应性降低（$P < 0.05$），总外周阻力升高（$P < 0.05$），增加了心肌的后负荷，这些变化，都说明抑制时可降低心肌的泵功能。

（三）对脉搏的影响

在气功研究中，多年来不少人都把指脉波作为衡量"放松、入静"进入气功态的心血管指标之一。据研究，一般在入静 2～3 分钟后，指端血管即开始扩张，搏动幅度加大，10～15 分钟时扩大到最高峰，最大可达功前幅度的 4～5 倍，平均增大 2 倍左右，但维持 10 分钟左右即逐步恢复到接近功前水平。波形系数（K）是反映脉搏波形状的系数，有人观察 33 名受试者练功后 K 值幅度下降，说明外周阻力减小，并在脉搏波形图上看到，受试者的波形均趋于正常化。

松静功锻炼后的主要变化是指脉搏动增强，同时可见颞动脉搏动减弱，这一现象与指端血管容积扩大及脑血流图波幅度降低的变化结果相一致，提示松静功有使全身血液重新分配的作用。

在中医脉象方面，有报道称练功者在运气时可出现典型的滑脉，而且出现和恢复的时间都很短，有"气至则滑脉至，气止则滑脉止"的现象，说明运气时不仅能调动气血运行至肢体所需部位，而且在"脉之大会"寸口处也有脉象变化。研究者运用脉象仪对习练内养功和硬气功的两位气功师进行了寸、关、尺脉的测试，结果表明，气功师运气于身体的胸喉、上腹、下腹不同部位时，他们的寸、关、尺脉象也起了相应的改变，并且硬气功运气比内养功运气时所造成的脉象变化幅度更大。这些实验的结果，为中医脉象学说中关于寸口脉与脏腑原理提供了初步的实验依据，为探索中医理论和气功的关系也找到了一条途径。

（四）对微循环的影响

有人观察了正常人习练智能气功 30 天前后甲皱微循环的变化。练功前观测的 154 条微血管中有 42 条呈交叉状态，34 条呈畸形形态；练功后微血管数量增加到 166 条，单交叉和畸形的管袢却分别减少了 14.32% 和 11.17%；在改善血流速度方面，练功前 80% 呈粒线或粒流，而练功后仅剩 20% 未恢复正常的线流或线粒流，说明气功能使弯曲、交叉、畸形的微血管变直，并有加快血流速度的作用。提示对血管壁本身退行性变化及血流缓慢的人尤其适合参加气功锻炼。高血压患者甲皱微循环异常比例比正常人明显为高，经气功治疗后降低。有报道称，对老年人气功锻炼后进行检测，无论是管袢数、管袢畸形数、管袢排列、管袢色泽度，还是血流状态和流速都有显著性差异，说明气功锻炼可改善整体微循环。

（五）对脑血管弹性和血供的影响

练功可改善脑血管弹性和脑搏动性血流量。功后脑血流图波型改善，从正弦波、倾斜波变为转折波甚至三峰型，并见转折点升高，重搏波从消失到出现，流入时间缩短等，这一情况与脑血管充盈程度有关。由于气功的放松和入静降低了脑动脉充盈度和动脉壁张力，故表现为弹性改善。同时发现，脑搏动性血流量大小和调息方式有关。如采用大呼大吸法的过度深长呼吸 2 分钟后脑血流图波幅从练功前 0.187Ω 降为 0.160Ω。如采用停顿呼吸的闭气法，则脑血流图波幅于闭气 30 秒时从练功前 0.154Ω 上升到 0.170Ω，并和直接观察动物软脑膜微循环的结果基本一致。如不用调息，而以松静为主的气功锻炼，则脑血流图波幅均呈下降趋势。

（六）对血液成分的影响

1. 对血细胞的影响　有报道称，练功者的血中红细胞数比未练功者增多，而且红细胞大小均匀，方差数小，说明气功锻炼不但能使红细胞增大，而且均匀度比较好，有利于气体均匀输送，增强机体活力。而对于白细胞，有研究显示，虽然练功后其数量有上升、有下降、不变的，但均在正常值范围，说明练功对人血白细胞数值有调整作用，保证机能正常运行。且练功能使血红蛋白增加，增强生命活力。这与中医理论所阐述的"气血相关"、"气为血帅"是完全一致的。

2. 血液黏聚性　中医健身锻炼对血液的理化特性及血液流变性有一定影响，主要是降低血液黏聚性，起到活血化瘀的作用。有报道，89%的肺结核患者练功后血沉可恢复到正常范围。1990年报道，150例高血压患者在松静功锻炼后其全血低切黏度和红细胞电泳率均明显下降。1992年报道，274例高血压患者功后血黏度和血小板聚集，均明显降低。提示气功减轻高血压病人血液高、浓、黏、聚的状态，改善血液流变学异常，故可防治缺血性中风和冠心病等疾病。

另外，气功调息所要求的深慢呼吸，可使胸腔内负压的波动增大。一般在平静的自然呼吸时，胸腔负压从呼气末到吸气末为 $-3 \sim -10$mmHg，而深慢呼吸时从呼气末到吸气末则可达到 $-20 \sim -40$mmHg。这种负压的变化使薄壁的胸腔表膜扩张，从而导致回心血量增加，促进血液循环，故对心血管系统的功能有直接的影响。

三、中医健身对神经生理的效应

中医健身对神经系统的调节功能是很明显的。因为放松意念及随意肌紧张，既促进了副交感神经而压抑了交感神经，又可以调养内脏器官，特别是增强各器官组织之微循环，可以增加供氧量，减小氢离子造成的酸性环境及自由基的产生。

（一）对大脑皮层自发电活动及脑电功率的影响

有研究者对练放松功三个月以上的练功者进行脑电波测量及频谱分析显示，练功组的脑电功率谱 α 波比例，在练功过程中比练功前明显增加。脑电功率谱陈列图也显示在整个练功的15分钟期间脑电 α 波段能量逐渐增大，脑电 α 波指数升高代表了人的安静程度，人的任何主动状态都可以引起 α 波节律的衰减，因此可以认为 α 波的增加反映了练功时大脑入静的程度，并且这种入静程度是逐渐加深的。

研究还发现，气功态时的脑波与睡眠及催眠是完全不同，睡眠时，脑细胞活动并没有完全停止活动，还有小部分脑细胞处于兴奋状态，所以会做梦，做梦时由于兴奋脑细胞少，时间短，所以醒后没有留下记忆。气功态与催眠时脑波也有不同，催眠态会出现 θ 波，但 α 波消失或减低。而气功态时 α 波及 θ 波均增加，α 波协调同步性增高。

（二）对诱发电位的影响

采用听觉、视觉和体感刺激诱发的皮层活动记录证明，当处于气功态时，皮层广泛区域处于某种抑制状态。这种抑制状态与睡眠状态不同，是一种特殊的兴奋状态。大脑在这种气功态的支配下，随着入静的加深，皮层电位活动减弱，两侧的同步对称性加强。前庭时值随着"入静"的加深也逐渐延长。这些证明了交感神经和副交感神经的平衡状态得到调整。对自发电位及脑诱发电位的研究发现：除边缘叶未观察外，其余大脑皮层电位在气功态时均降低，处于抑制状态，认为这种抑制效应具有自我调控的生物学意义，气功态脑干除接近大脑皮层的电位略降低以外，间脑、中脑、脑桥、延脑的电位均增大，表现为易化，认为脑干易化机制很可能与此时皮层抑制后对脑干下位中枢的控制能力下降有关；气功态感受器、外周神经及效应器的电位均升高，认为气功能增加感受器和神经的兴奋性。另有研究人员采用各种不同感受器的刺激，观察气功态时皮层机能状态，发现在皮层体感区主要表现为抑制，但某些受试者则表现为活动的增强，这可解释气功态下人的植物性机能可接受意志的调控以及"静中求动"的道理。研究人员还同步测定体感诱发电位与脊髓诱发电位，结果20例中8例增高，12例幅度下降，故一种是易化，一种为抑制，而其易化或抑制现象的生理意义有待研究。

研究人员对学生练习松通养心法的效果进行观察，发现在大脑皮层抑制点释放抑制电位信息，该信息可调节副交感神经，使紧张的大脑和身体较快变为轻松舒适的状态。

（三）对神经递质的影响

研究表明气功态时右脑的潜在能力也得到明显发挥，同时中枢神经系统 5 - 羟色胺（5 - HT）含量上升，多巴胺含量下降，去甲肾上腺素的代谢降低60%。

经常参加气功锻炼可使体内 5 - 羟色胺的生成速度和排泄速度比正常人提高 2~3 倍，并在高水平上达到新的平衡，气功锻炼中出现的不少效应均与 5 - 羟色胺（5 - HT）功能的增强有关。相关的科学研究表明：人脑内 5 - HT 对机体内促肾上腺皮质激素分泌具有明显的抑制作用。通过气功练习，可使血浆皮质激素的分泌减少一半，进而促进人体的免疫系统功能的提高，使抵抗力不断增强。人体近乎90%的 5 - HT 存在于胃肠道内，其余部分存在于血小板和中枢神经系统中。5 - HT 功能增强同样有助于睡眠质量的提高，而睡眠质量的提高表现之一便是睡眠总时效的减少，从而使人的精神面貌得到进一步的改善，精力充沛的同时也提高了工作和学习的效率。同时，睡眠期生长激素的分泌亦随 5 - HT 功能增强而增多，这又在一定程度上为促进生长、恢复体力奠定了基础。从神经活动角度分析，5 - HT 对大脑的神经活动起着抑制和稳定的作用。练功者由于 5 - HT 功能增强，可促使大脑得到充分的休息放松，下意识（潜意识）相应增强，进而诱导开发人体潜在功能，对开发智力和提高工作效率而言是颇具实际意义的。科学研究同时表明，人体中枢 5 - HT 功能的降低可导致情感障碍、精神状态的不平衡，而精神分裂症患者的病情则直接与其体内 5 - HT 代谢障碍密切相关。科学测试证明，躁狂症和抑郁症患者的脑脊液中 5 - HT 的代谢产物含量较正常人要低许多。通过科学的气功训练，可有效提高人体内 5 - HT 的代谢水平，从而预防 5 - HT 代谢障碍的发生，达到预防和矫治精神类疾病的目的。

（四）对脑波系统的影响

航天医学 ET（Encephal of luctuogram Technology）是应用系统科学理论，在脑电图的基础上，把大脑看成一个开放的复杂的脑波巨系统，对此脑波巨系统进行多层次、多序参量、多分支系统、多时空结构、多种类子系统分析，并输入 ET 专家系统综合集成研究，通过提取、处理、分析大量的脑电波信息，从人脑波非平衡涨落中分离出一个新的功能层次，又从这一新层次的混沌背景上分离具有序参量意义的优势 S 波谱线系，分析其分支精细结构和时空精细结构，进而沟通了不同种类客观子系统与脑内神经化学微观机制的联合，破译了主要神经递质和一些多肽物质的"密码"，形成了对脑内超慢过程进行精细分析和在一次测试中能扫描多种神经化学物质的信息技术。它是脑科学、神经科学研究的新领域。

1984 年广州中医学院的研究人员用 ET 技术检测在气功潜能状态下大脑的功能时发现：大脑优化对称均衡凝聚状态呈现出"脑涨落太极图"（平衡）宇宙法则，此时左前、右后脑脑波活动功率比值为黄金分割率 0.618，两者形成相关拮抗和交叉结构，从整体上反映了全脑功能整合维持在相对平衡稳定状态。大脑"兴奋"状态时脑波活动能量主要凝聚集中在左脑，优势活动的点位在左前脑区域。大脑"抑制"状态时脑波活动能量主要凝聚集中在右脑，优势活动的点位在右后脑区域。这一研究成果与中医气功阴阳互根互用、对立制约、消长平衡的原理相符合，它从航天医学 ET 脑科学角度进一步论证了中医气功阴阳平衡理论的学术意义和实用价值。

第三节　中医健身对精神心理的调节效应

人的生命在于心身的协调和统一，中医健身注重对人体形气神的调控和锻炼，通过健身功法的锻炼，能有效地改善人体的精神心理状态。

一、对精神心理的影响

中医健身的锻炼对人的心理健康有较好的调节作用。江西中医学院科研人员以老年大学学员为研究对象，将其随机分为练功组和对照组，分别于实验前及实验六个月和一年后对两组实验对象进行 SCL-90 测评。结果：练功组在习练健身气功易筋经六个月后，SCL-90 各因子得分均有不同程度的减少，其中抑郁、其他两个因子减分非常明显，统计学检验两组差异有非常显著性意义；强迫、人际关系、焦虑、敌对、偏执和精神病性 6 个因子减分明显，差异有显著意义；在实验一年时，焦虑和恐惧 2 个因子得分均有进一步减分，与实验前比较有非常显著性意义。实验前，两组 SCL-90 的各因子得分差异均无显著性意义；实验一年后，练功组 SCL-90 的各因子得分均显著低于对照组，差异均有非常显著性意义。

从中医学理论而言，中医健身功法产生心理效应的机理可概括为以下三点：

其一，中医健身功法的实质是对人体形气神的综合锻炼和调控。古人把人的精神与人的肉体看作一个整体，并以此考察人的生命活动，认为人是形气神三位一体的生命体。《淮南子·原道训》中说："夫形者，生之舍也；气者，生之充也；神者，生之制也。一失位则三者伤矣，是故圣人使人各处其位，守其职，而不得相干也。故夫形者，非其所安也而处之，则废；气不当其所充而用之，则泄；神非其所宜而行之，则昧。此三者，不可不慎守也。"健身气功·易筋经强调将意识的运用贯穿始终，即做到精神放松、形意相合、神注桩中、气随桩动。在练功过程中，注重形体导引与调神相配合，做到神注庄中，气随庄动，形神合一。

其二，中医健身功法发挥形气对神的相互关联效应，通过动作导引，抻筋拔骨，牵引经筋、经络，畅通气血，调畅脏腑经络气机，从而改善精神情志，所谓"气和则志达"。

其三，中医健身功法中有些特定动作对神的调节。如：两掌合于胸前，以达气定神敛之功；易筋经中青龙探爪式，通过转身、左右探爪及身体前屈，使两胁交替松紧开合，达到疏肝理气、调畅情志的功效。

二、对人格素质的影响

中医健身锻炼，尤其是持恒的练功实践对人心理状态的稳定和心理素质的改善，有着较为明显的良性影响。有研究报道，对具有初中以上文化程度的智能气功习练者进行卡特尔16种个性因素（PF）测试。分别测试练功前及练功一年后16个个性因素，按照卡特尔的经验公式，由16PF通过计算推测出次级人格因素和应用人格因素，四种次级人格因素是：适应焦虑性（X1）、内向－外向性（X2）、感情用事与安详机警型（X3）和怯懦－果断型（X4）；四种应用性人格因素是：心理健康因素（Y1）、专业成就因素（Y2）、创造性因素（Y3）、在新环境中的成长能力因素（Y4）。测试结果表明，在基本人格因素方面，稳定性（C）、敢为性（H）、自律性（Q3）有明显提高；而忧虑性（O）和紧张性（Q4）明显下降，测算所得次级人格因素方面，适应性（X1）提高，向外向性（X2）转化；在应用性人格因素方面，心理健康程度明显提高，专业成就可能性也有所提高。可见，中医健身功法的锻炼对人格因素的变化起着良性促进作用。

三、对学习智力的影响

有研究者用纵向法研究了一年时间内练健身气功引起的神经紧张程度和智力变化。测试对象都是中学生，结果表明：坚持练功者其精神紧张程度明显减轻，而液态智力则显著提高。江西中医学院采用智能生理年龄测试软件，通过微机人机对话方式分别于练功6个月前、后对练功组和对照组测试，并进行对比研究。结果显示：练功前智能生理年龄测试的7个单项以及智能生理年龄和老化度两组间差异无显著性意义。练功6个月后，练功组的7个单项的测试结果好于练功前，其中，心算速度、符号数字反应、动作反应、计数、两位数字记忆广度和跟踪操作6项差异有非常显著的意义，无意义图形再认差异有显著的意义；智能生理年龄明显下降，差异有显著性意义；老化度显著降低，差异有非常显著性意义。而对照组6个月前、后相比差异无显著性意义。由此可见，通过"新编健身气功·易筋经"的锻炼，能够明显提高老人的思维敏捷性、动作灵活性、短时记忆力，确实能够起到延缓老年人智能衰退的作用。

第四节　中医健身对机体血液生化及免疫的调节效应

中医健身的生化与免疫效应，是指健身锻炼时练习者身体内生物生化与免疫系统的变化。就基本效应而言，中医健身都从不同的层次优化了生命化活动的整体功能状态，其结果必然会产生相应的生化免疫效应。

一、中医健身对生化物质的影响

研究人员观察了练功对老年人的红细胞葡萄糖酵解活力的影响，发现练功之后红细胞葡萄糖酵解活力显著增加，平均升高 0.193 单位。另有报道：练功 3 个月之后血中乳酸含量显著下降，平均下降 3.2mg%。对血中 ATP 含量测定，观察到练内养功半小时之后，练功者血中 ATP 含量显著上升，平均升高 60nmol/ml。综上说明健身锻炼促进了糖的代谢，尤其是有氧代谢。练功者机体耗能相对减少，有利于机体的储能过程和合成代谢，因而增强了机体的免疫功能。

在气功抗衰老研究中发现，练功 3 个月之后可以显著降低血清总胆固醇含量，平均降低 13.2mg%；血清三酰甘油含量平均降低 23.1mg%。练功老年组与对照组比较，血清高密度脂蛋白水平平均可以升高 5.9mg%。

有研究表明，气功锻炼可以引起人体内血清微量元素锌、铜水平的显著变化。同时还观察到锌、铜比值通过练功后会有所下降。而锌/铜升高时，血清胆固醇随之升高，易患心脑血管疾病。

二、中医健身对免疫系统的影响

免疫机能是人体重要的机能之一。中医健身锻炼之所以能够防病治病，其根本原因在于练功具有扶正祛邪的作用，能扶植"正气"增强机体的免疫功能。对练功者的血象状况的检测表明，练功前白细胞总数正常或低下者，练功后常见白细胞数增高，淋巴细胞百分率增加，粒细胞的吞噬活力加强，吞噬指数升高，唾液中溶菌酶活力增强，血清总补体及 C_3 也增高。亦有报道在气功治疗急性阑尾炎时，原先增高的白细胞数，功后得以下降；另有报道放疗或化疗癌症病人，练功后能使其白细胞恢复正常，说明气功锻炼能双向调节免疫功能。

练功对体液免疫系统影响报道较多，常见为功后血清免疫球蛋白含量增加。据报道练益气养肺功 3 个月之后血清中 IgG 平均增加 288mg/ml，IgA 平均增加 108mg/ml，IgM 平均增加 108mg/ml。也有报道唾液中 SIgA 在练功之后显著升高。同样也观察到血清 IgG 水平偏高者，功后可趋向正常。

中医健身锻炼也显著影响细胞免疫系统，提高淋巴细胞转化率，练功 3 个月之后提高 1.1%。30 例癌症病人练自控气功，30 天之后红细胞 C3d 受体的花环率显著升高，由平均 8.40% 上升到 12.4%；红细胞 CIC 花环率显著降低，由平均 10.95% 下降到 6.41%；淋巴细胞转化率，由平均 54.35% 上升到 66.55%；嗜中性粒细胞还原能力明显增高约 24%；吞噬功能提高18%；Ts、Tn强阳性反应的细胞数明显高于练功前。在白细胞黏附抑制试验中，癌症病人练功前均为72.57%，练功后均下降到52.16%。

三、中医健身对神经内分泌的影响

人体的内分泌系统是人体机能的一个重要调节系统，它在结构和功能上都和神经系统有着密切联系。几乎所有内分泌腺都直接或间接接受神经系统控制；反过来，内分泌系统的行为亦影响到神经系统的功能。所以，神经系统和内分泌系统是整个人体调节系统中两个相互依存、相互制约、密不可分的组成部分。中医健身功法通过调心和调身，二者相互作用，一方面强调入静，改变交感神经的张力，同时又放松全身肌肉，降低对外界刺激的应激性。可以认为气功锻炼是机体的积极休整，通过大脑皮层–下丘脑–垂体–靶内分泌细胞轴，影响细胞内cAMP/cGMP系统比值，改变酶的活性，达到生物效应。

人体性激素含量是衡量衰老的一个重要指标，随着年龄的增长，男性体内雌二醇等雌激素含量逐渐上升，睾丸酮等雄激素含量则呈下降趋势，雌二醇与睾酮比值也随之升高。女性则相反。经数个月的气功锻炼之后，老年人的性激素系统得到调整，男性睾丸酮与雌二醇之比值显著升高，平均增加10.8mIU/ml，促黄体生成素平均减少9.91mIU/ml；促卵泡成熟素平均减少0.49mIU/ml，女性则相反，长期坚持练功老人组与对照组比较，对照组睾丸酮与雌二醇之比值男性平均为4.9，女性平均为1.2，而练功组男性平均为8.7，女性平均为0.4。说明气功锻炼可使体内性激素水平得到调整。在研究气功抗衰老过程中，也发现气功锻炼能影响三碘甲状腺原氨酸和促甲状腺激素，练功组老人与对照组老人比较，前者三碘甲状腺原氨酸水平低（平均0.89ng/ml），促甲状腺激素水平高（平均9.93mIU/ml），后者分别为2.13ng/ml和5.21mIU/ml。

氧自由基可引起机体各种生理功能障碍，也是衰老的一个重要因素。超氧化物歧化酶（SOD）在清除超氧自由基中起重要作用。观察练功者红细胞超氧化物歧化酶的变化，发现练功之后酶活性升高。

核苷酸cAMP素的第二信调节细胞代谢的诸过程，在机体各种衰老和生化过程中起重要作用。研究结果表明，练功前中医辨证偏阴虚者cAMP增高（平均26.61PM/ml），偏阳虚者血浆cGMP增高（平均8.26PM/ml），cAMP/cGMP比值降低。练功数月之后，阴虚组血浆cGMP水平趋向降低（平均23.03PM/ml），而偏阳虚组者血浆cGMP趋向降低（平均6.09PM/ml），cAMP/cGMP比值明显上升，提示气功锻炼对体内代谢的调整作用。

第四章

中医健身功法概要

中医健身功法是中医健身学的重要组成部分，中医健身学基础理论研究、现代研究、文献研究到临床应用研究，均涉及健身功法。在学习具体的诸家功法之前，有必要先了解和掌握关于中医健身功法的一般性知识和共性理论。本章将对健身功法的分类、基本操作、练功注意事项等做简要介绍。

第一节　中医健身功法分类

传统健身功法历史悠久，分布地域宽广，且分散在医、儒、道、释、武等各领域，其种类繁多、流派纷呈。并且众多健身功法在历史发展过程中，由于学术上相互承袭演化，功法上相互交叉渗透，有时很难明确地按某种单一标准进行分类。本章从不同功法操作特点、练功的体式和体态以及功法效应等方面对健身功法进行简要的分类。

一、从功法操作特点分类

（一）导引派

导引派以运动肢体和自我按摩为特点，即统称的健身动功。动功导引可分为体操型、按摩型、自发型三类。体操型功法注重形体优美，动作连贯，具有疏通经络、强壮筋骨之效，如五禽戏、八段锦、易筋经之类；按摩型功法是以推、拿、揉、捏、按、压、擦、击、拍等常用手法以通利气血、扶正祛邪，如保健功、老子按摩法、洗髓易筋经等；自发型功法是由静极生动，往往由"小动"到"大动"，再回归于"小动"，有时出现按摩拍打动作，具有活动筋骨、畅通气血、祛病健身的作用，例如自发五禽戏动功、禅定舞蹈等。

（二）吐纳派

吐纳派是通过呼吸精气、吐故纳新的方法来炼气聚精、行气导引的功法。吐纳派又可分为纳气法、吐气法、胎息法三种。纳气法又称闭气法，练吸为主，吸后停闭至极。吐气法是以练呼为主的呼吸法，如《圣济总录》中的六字诀等。胎息法是一种缓慢细微深长柔和的呼吸法，结合想象呼吸由脐出入或由毛窍出入，故又称脐呼吸、体呼吸。

（三）静定派

静定派强调意念集中、专注一境、凝神内敛，以达到心如明镜止水、一尘不染的境界。

儒家的坐忘，道家的抱一、守中入静，佛家的禅定等都属此类。

（四）存想派

存想派是用想象的方法集中意念，以达到练功效应的静功方法。存想的内容可以是体内的内景或大自然的外景，如返观内视脏腑经络，或想象体外的天地自然景色，观日月星辰、云霞缥缈、山川景色、海阔天空等。

（五）周天派

周天派是在意守丹田的基础上，意气相依，使内气感觉沿任督经络、奇经八脉路线周流运行为特点的一派功法，一般又分小周天、大周天。周天派起源于古代内丹术，故又称内丹派。道家内丹术广泛而形象地运用了中医的阴阳五行学说、藏象学说、经络学说等，具有鲜明的古代生命观的特征。

二、从形体动静分类

（一）动功

动功也称外功，即通过形态动作，以调身导引，以达到抻筋拔骨、引动经络、畅通气血、调整脏腑机能的作用。动功往往具有特定的操作规范和动作套路。

（二）静功

静功也称内功，即没有明显的肢体运动，以默念、存想、吐纳为主，体式上可以采取坐、站、卧等形式。静功又可以分为以调心为主的静功和以调息为主的静功，二者外在的身体姿势可以一样，但内在的操作有很大区别。

三、从练功威仪（体态）分类

（一）站功

站功即以站式练功，又称站桩。站功对增力、壮体、发动真气、提高身体素质效果明显。近人王芗斋、秦重三所传是也。站桩不仅是一种气功锻炼方法，而且是武术的基本功，是达到武术上乘功夫的重要途径。古语云："要把骨髓洗，先从站桩起"。练武术，尤其练内家拳的都注重站桩，如太极拳的小马步桩、川水桩、形意拳的三才式、通臂拳的罗汉桩、长拳的童子拜佛桩……故站桩不仅适于体质较弱的病人，而且适于健康人以及体育爱好者。

（二）坐功

坐功即以坐式练功，是练清静法门、周天搬运法门的重要方法。此法易启动真气而不外散。坐功的姿势，一般分为座具坐（坐在椅、凳上）、盘膝坐和跪坐三种。盘膝坐又分三种，即散盘——自然盘膝；单盘——一足抵于会阴部，一足置于另一大腿根部；双盘——两足分别压于两腿上，俗称"五心朝天坐"。

（三）卧功

卧功即以卧式练功，有仰卧与侧卧之分。作用与坐功相似，启动真气稍慢。但身体极度衰弱和不能坐者或高度倦劳时，以卧姿练功，气机发动却较其他方式明显。对行动不便的患者，卧功是唯一可行的好方法。对一般练功者来说，卧功只作为睡前、醒后辅助的练功方法。

四、从功法效应分类

（一）强壮健身功法

强体健身功法是以强身壮力为旨归的锻炼方法，它不仅具有健身的功能，而且成为习武练拳的基本功。这类功法在形式上多为动功，并且都有一定的运动量。它通过刚柔并济的形体动作、形气相合意识调控，使脏腑、经络、皮、肉、筋、骨的真气充沛，宣畅通达，从而强化人体各部分的功能。这种以壮体为主要功效的功法，可称为强壮功。如站桩功、大力功等。

（二）祛病健身功法

祛病健身功法是针对不同病症而设的健身功法，是历代医家极为重视的医疗手段和方法。在传统健身功法中，祛病健身功法出现最早，内容也最为丰富。在中医学产生之初，就是中医的重要治疗手段之一，并且《黄帝内经》将它列为各种手段之首。祛病健身功法以发病机理为施功准则，病变机制不同，功法也不同，如《诸病源候论》在 110 种病候中分列了不同的导引功法。

第二节　中医健身锻炼的基本操作

中医健身功法与现代体育运动项目不同之处在于，中医健身功法是在中国古代生命观的指导下对人体生命的修炼，而现代体育运动是基于现代医学及运动生理之上的锻炼方法。

中国古代生命观认为人体是由形、气、神三个要素构成。《淮南子·原道训》中说："夫形者，生之舍也。气者，生之充也。神者，生之制也。"基于这一生命观，中医健身学认为：中医健身功法的实质是对人体形气神的调控和锻炼。

一、中医健身对形体的调控

中医健身锻炼，无论是动功还是静功，无论是站桩或是坐功、卧功，都必须调整身形，都有一定的操作规范和要求。通过对形体的调控和锻炼，一方面能引动经络、疏通气血、调整脏腑机能；另一方面，调整身形的过程其本身即是一个使形气神合一的过程，是使意识活动与自己的身形和动作相结合的过程。《嵩山太无先生气经》中说："是以摄生之士，莫不练形养气以保其生，未有有形而无气者，即气与形，相须而成。"《管子》更是把对形的锻炼和调控提高到道德修养的高度来认识，指出："形不正，德不来"；"形正摄德，天仁地义，则盈然而自至"；"德全于中，则形全于外"，强调在日常生活中注意调整自己的身形，使之符合练功的要求。

中医健身学对形的调控和锻炼可以表现在健身功法对练功时的身形有具体的要求；对练功体式有详细的规定；对练功套路有明确的规范。

（一）练功各部身形要求

1. 头颈部　头颈部的基本要求是头正颈松，同时还包括收视返听、舌抵上腭等。

头部正直，在传统功法称之为"头如悬"或"悬顶"，即是说头顶正中像被一根线向上牵引着，这样头部自然就正直了。但"头如悬"所包含的意义还不仅于此，它还包括颈部舒松的意思。因为头被线牵起来了，便减轻了颈部的压力，颈椎可以松开，有利于督脉的畅通。然而头部的正直又不是绝对的，实际上有些微微前倾，操作时只需把下颌稍稍向内收些即可。因为头部完全竖直时，颈椎是压缩的，不能伸展，唯有头部略前倾，颈椎才能充分展开；另外，下颌微收和头部前倾与含胸拔背的操作也有密切关系，这在谈到胸背操作时还要提及。

收视返听是将视觉与听觉从向外转为归于自身，对外界的事物视而不见、听而不闻。《阴符经》说："机在目。"《灵枢·大惑论》说："目者，心之使也，心者，神之舍也。"目为练功之要窍，目不乱则神可收。收回视觉，既断幻觉，又阻外界光亮，可以专心练功。目应闭而不紧，紧闭则光黑过暗而昏；不闭则神露过明而弛。故练静功大都要求双眼轻闭，初练功容易困倦或意念散乱时，可露一线微光。目光一般要求平视或略微下视，例如目视鼻准。这里视线的要求与睁眼或闭眼无关，但与意守有密切联系，例如，意守丹田和内视丹田的操作有类似之处。一般说来，站式多要求平视，有些功法还要求目光略高于平视。坐式的目光可稍下视，当然平视也可。返听是收回听觉，有多种方法。例如可以听自己的呼吸，即所谓"听息法"，由于练静功时呼吸并不发出声音，因此"听息"是听无声，而不是听有声。如果听到了无声，听觉即回归于自身，此乃练功之佳境。这正是练功中的"此时无声胜有声"。

口要轻轻闭合，舌应自然置放。许多功法，尤其是道家气功，要求舌抵上腭。舌抵上腭又称"舌柱上腭"、"柱舌"等，是舌自然地轻轻抵于上腭，应抵在上腭与牙齿的交接处，轻触即止，并无抵抗之意，使任督两脉交通。练功达到一定程度，舌抵上腭之力自然加大，那是功夫进展中出现的一种现象，不应故意追求。

头部的形体操作还须注意舒展眉头和放松面部肌肉。这不仅仅是形体操作问题，还直接与情绪操作有关。许多静功功法都要求面带微笑，其微笑即表示轻松愉快的情绪。而愉快的情绪在形体操作中的体现就是眉舒面和。微笑并不要求真笑出来，而是要有一点笑意，嘴角不那么绷紧，面部表情安详舒缓，自然愉悦。

2. 上肢　上肢的基本要求是松肩坠肘。

松肩是指两肩放松，自然垂下来，不可耸肩。耸肩不但使肌肉紧张，而且直接影响气机下沉，有碍于腹式呼吸的形成。耸肩在站式练功双臂抬起时比较容易发生，尤其是抬臂过高的时候。因此站桩时无论抱球还是托球，手的位置一般都要求放在膻中与下丹田之间。

坠肘是指两肘下垂，不可用力挺紧，它是松肩的延续。松肩不仅是肩膀的放松，而且要顺势松到肘。整个肩臂放松了，坠肘就可以自然形成。无论是站式还是坐式，肘部都常常是肩臂下垂之力的一个支撑点和转折点。坠肘的操作，就是勿使这个点上移。

另外，在站桩时，大都还有虚腋的要求，即双臂不要贴在两胁上，应该分开。这也是为了使肢体更加舒展和舒适，如果双臂紧夹在一起，气血的周流必然会受到影响。

3. 胸背　胸背的基本要求是含胸拔背。

含胸是使胸三角（天突与两乳头连线组成的三角）放松，使呼吸顺畅，有利于气机下沉，形成腹式呼吸；拔背有利于脊柱伸展，使督脉更为通畅。含胸的操作与下颌内收直接关联，收下颌时胸部自然就会往里收一些。练功所要求的含胸，胸部内收的程度很小，只要不是故意挺胸，再加上下颌微收与松肩就足够了。

含胸与拔背的操作是同时的，含胸的程度决定了拔背的程度。含胸过度就不是拔背而是驼背了。拔的意思是挺拔而不弯曲，故含胸拔背操作正确时，脊柱基本上竖直。脊柱在腰背部有一个生理弯曲，含胸拔背的结果是部分抵消这个生理弯曲，因此这时脊柱的竖直程度比日常要更大一些。且由于下颌微收，脊柱在颈部的生理弯曲也被抵消了一部分。故练功中脊柱从上到下都能充分伸展。

4. 腰胯　腰胯的基本要求是伸腰沉胯。

无论是站式还是坐式，伸腰沉胯的操作都十分重要。伸腰是腰部要伸展开、挺直，不能塌腰。其作用主要是将腰部的脊柱伸直。注意伸腰不是挺肚子，腹部还是要略向内收。沉胯是胯部要向下坐，坐式练功要求臀部略向后突出，就是为了更好地沉胯。站式练功要求臀部如坐高凳，用意也在于此。伸腰沉胯除有利于伸开脊柱外，还使身体的重心能够落在下腹，即使是站式，也可将身体的重心下移，这就非常有利于气沉丹田。

5. 下肢　下肢的基本要求是轻松安稳。

站式时，在能够保持直立的前提下，两腿要尽量放松，双膝应微曲，曲的角度以不超出足尖为限。双脚的距离一般要求与肩同宽，五趾微微抓地。双脚的脚型有内八字、外八字和平行式三种。内八字即脚尖内扣式站立，这种姿势站立稳固。外八字即脚尖外展式站立，这种姿势的灵活性强。两脚平行式站立又称马步桩，比较符合人体生理的自然姿势，较少人为造作。

另外，站式练功时下肢（连带整个身体）并非完全挺直不动。一般情况下，会有些微微的晃动，这不是站立不稳，而是站立得更稳。而且，微有晃动的站立比完全静止的站立要省许多气力，比较轻松。

坐式时下肢可以比站式时放松。平坐时双脚脚型的安排同站式。盘坐及跪坐双下肢均有压迫，练功后应轻轻拍打按摩，使气血周流顺畅。

（二）练功体位姿势

练功常用的姿势大致可分为站式、坐式、卧式三类。姿势操作主要用于静功。

1. 站式　站式是站桩功的基本练功姿势，根据站立时肢体安放变化的不同，又可分为多种不同的形式。

（1）抱球式（三圆式）：两脚左右分开站立，与肩同宽，两足尖微向内扣，呈内八字形（有些功法也有要求两足平行或稍呈外八字），五趾轻轻抓地。双膝微屈，膝盖不超出足尖。

腰部伸直，臀部似坐高凳。周身中正，含胸拔背，两臂环抱呈半圆形，如抱一圆气球，两手指相对，相距八九寸，五指分开，微曲，相邻手指间约一扁指距离。松肩、坠肘、虚腋，头部正直，双目轻合，下颌微收。姿势摆好后要求全身放松。

（2）托球式：托球式的操作要领与抱球式基本相同，只是站好后两臂要轻轻抬起，微向前伸，两手心朝上，五指分开，不要用力，好像托着个气球。初练抱球式时如果两臂劳累，便可把双手轻轻朝下翻转，两臂微向前探，可以缓解手臂疲劳。

（3）扶按式：扶按式的操作要领亦与抱球式基本相同，只是两臂抬起前伸后，两手心朝下，五指分开，双手犹如扶在桌上或椅背上，或如扶按在水面上。初练抱球式两臂劳累后，亦可转换成此式以缓解手臂疲劳。

（4）提抱式：提抱式又叫浮托式，其操作要领与抱球式基本相同。初练抱球式时，如肩臂感到疲劳，可以把双手往下移至肚脐下边，手心朝上，两手手指相对，距离八九寸，手与身的距离五六寸，犹如提抱着一个气球。但要注意虚腋，即两臂不可夹靠身体，腋下要空虚。

2. 坐式　坐式是练静功最常用的姿势，大体可分为平坐、盘坐两种形式。

（1）平坐：平坐是初练者最常选用的姿势。要求坐在方凳或硬椅上，但不要坐满，只坐凳或椅的前三分之一。凳或椅的高度与小腿长度相当，坐下后大腿平直，两膝弯曲成90°，大腿和躯干亦成90°。双脚分开同肩宽，平放于地。上身及腰部的安放同站式，头部要求亦同站式。两臂自然下垂，两手自然安放在大腿上，两手心朝下或向上。两臂姿势也可采用抱球式或托球式。

在平坐姿势中除将背部轻靠在椅背或沙发上之外，其余的姿势均与平坐相仿，这种坐式叫靠坐。然而由于背向后靠了，两足可以略向前伸一些。采用此姿势应注意，虽然是靠在椅背上，腰部也应努力伸直，最好是背靠腰不靠。

（2）盘坐：盘坐是练静功最适宜的姿势，为历代练功者所推崇。盘坐可分为自然盘、单盘和双盘三种。

盘坐的坐具可以是普通的床、炕，或者用专为打坐特制的矮方凳。这种凳的凳面为方形，比一般坐凳大些。坐具上均应铺稍柔软的坐垫。盘坐于地时，坐垫更应厚些。

自然盘：头部正直，口眼轻闭，松肩坠肘，含胸拔背，腰部自然伸直。两腿交叉盘起，左压右或右压左均可。两足均安放于坐具上，可以分别压在对侧膝下。双臂自然下垂，双手可以分别放在大腿上，或放在膝上；也可以互相轻握，置放于丹田处；也可结合相应的手势置于特定的部位。根据各人的情况，自然盘时可将臀部稍微垫高一些，一两寸即可。

单盘：头部、上半身以及手臂的安放均同自然盘，只是在盘坐时将一条腿盘在另一条腿上，左压右或右压左可根据各人的习惯。这种坐法只有一足与坐具相接触。

双盘：头、身、手臂姿势均同自然盘，双腿的盘法是先将左足或右足放在对侧大腿上，然后又将对侧的足搬上来，放在左侧或右侧大腿上，两足心均应朝天。如此，双盘坐两足均不接触坐具。这种坐式对初学者来说比较难，需要在单盘练习的基础上逐渐过渡到双盘。

3. 卧式　卧式有仰卧、侧卧、半卧三种形式。练功取卧式时，应注意枕头的高低要适度，大约10cm即可，与侧卧时肩膀等高，可保持侧卧时头呈水平状态。床也不宜太软，木板床加适当的铺垫为宜。

（1）仰卧：仰卧即身体平躺在床上，脸朝天，头正直，口眼轻闭，四肢自然伸展。两腿可依据个人习惯稍稍分开或并拢。双脚自然斜向两侧，或足尖伸直向前探。双臂自然分放在身体两侧，双手掌心向内，轻贴在大腿外侧；或双臂曲肘向内，两手叠放于下丹田位置（男左手在下，女右手在下）。

（2）侧卧：侧卧即身体侧卧于床，左侧卧右侧卧均可，一般以右侧卧为多。头部略向胸部收，双目轻合。两腿叠置，膝部均自然弯曲，上面的腿弯曲程度大些，使两足均安放在床上。上方的手臂自然伸展，手掌向下放在髋部；下方的手臂曲肘向头部，手掌向上，五指轻轻并拢，放在耳边。

侧卧式也可以将下面的腿自然伸直，上面的腿屈膝上提，将膝部弯曲成90°后放在床上。两腿呈一前一后，不再叠放，并将上侧腿的足心顶在下侧腿的膝部，手臂的安放是将上侧手臂略向前伸，掌心按在上侧膝部。下侧手臂弯曲向上，掌心按在上侧手臂肘部。这一姿势也叫三接式。

（3）半卧：半卧即身体在侧卧的基础上，将上半身及头部垫高，斜靠在床上，呈半坐半卧的一种练功姿势。两腿可自然伸直，也可在膝下垫物，使小腿高抬起来。这个姿势多用于卧床的病人。

4. 其他形式　除上述常用的站、坐、卧姿势外，在中医健身功法中，还有"互跪"、"踞坐"等姿势。

（1）互跪：双脚平行并立，头身正直，双手自然下垂于身体两侧。静立片刻后两膝缓缓屈曲下跪于床席或跪垫上。跪姿为双脚并行倒竖（脚尖着地，脚跟在上）。跪稳后再根据功法要求前俯或后仰。

（2）踞坐：坐在床上，臀部和两脚掌同时着床席，两膝屈曲向上，两下肢平行并拢，上身向前俯；双手向前抱住两小腿上部。

（3）伸脚坐：坐于床上，两腿伸直并拢，头身正直。两手自然下垂，亦可固握放于大腿中部。两眼平视前方，全身放松。

（三）练功动作套路

中医健身功法中大多数动功都有设计好的固定套路动作，练功时动作须按功法的套路顺序进行。但由于各种功法其动作套路千差万别，难以一概而论。如易筋经、八段锦、太极拳、太极练功十八式等，其功法动作各不相同，因而学习套路动功就需要按不同的功法分别进行。依据不同中医健身功法套路动作的操作风格，可以将其分为不同的动作类型，常见的中医健身套路动作类型大致有如下几种：

1. 柔韧型　动作多柔和、缓慢、连贯，例如六字诀、八段锦。

2. 刚硬型　动作多刚健、强硬、有力，例如易筋经、五行掌。

3. 仿生型　模仿动物的动作，经提炼编成功法，例如五禽戏、大雁功、鹤翔桩。

4. 按摩型　动作多以手按摩（或拍打）预定的身体部位，例如保健功、放松功。

5. 舞蹈型　动作取材于舞姿，优美而富于观赏性，例如某些瑜伽功法、禅定舞蹈。

6. 行走型 以特定的步伐为基础编成的功法，例如新气功疗法、太极步、梅花桩。

当然，这些类型的划分都是相对的，一种中医健身功法的套路动作可能同时兼有几个动作类型的特征。

另外，中医健身功法中会有一部分人在功法习练过程出现自发动作，也有功法是专门练习自发动作的，称为自发动功。自发动功的动作随内气的运行自然发生，既非预先设定，也不由意识支配。其动作多种多样，可大可小，可柔可刚。

自发动作的操作关键在于不能失控。其动作的发生虽然不由意识支配，但其动作的节奏、中止则可由意识控制，否则就可能出现偏差。由于自发动功的调控难度较大，一旦失控则有出现偏差的可能，故一般不适合于初学者。

二、中医健身对呼吸的调控

呼吸运动是人体基本的生命活动，健身功法中的调息其实质亦是神与形相合的自身调控方式。中医健身中对呼吸的调控简称为调息，又称吐纳。它是通过呼吸运动的操作和调控来达到练气导引的目的。对呼吸调控总的要求是，呼吸气息的出入要深、长、柔、细，微弱而绵绵不绝地呼吸，吸气与呼气之间的转折没有痕迹，如同高手拉提琴换弓时琴音不间断一样。常用呼吸形式包括胸式呼吸、腹式呼吸和胎息。

（一）胸式呼吸（自然呼吸）

胸式呼吸是中医健身功法调息中最为常见的一种形式，它的操作特征是呼吸时可见胸部起伏，吸气时胸部隆起，呼气时胸部回缩。人在站立时的自然呼吸形式一般即胸式呼吸。练功中的自然呼吸，是在意识的调控下进行的自然呼吸。其操作的第一步，即是将自然的胸式呼吸向深、长、柔、细的方向引导，操作的准则是用意不用力。但在呼吸形式操作之初，完全不用力难以做到，可以用意为主，稍稍用一点力。用力的程度当如古人所说不涩不滑，即使出入的气息通畅自如而又稍有约束。待胸中的气息出入调匀之后，就可以引导气息向下发展，从胸式呼吸逐步转为腹式呼吸。这个转变不可一蹴而就，而要循序渐进，一般可采用分段下降的方法。例如先下降到心窝部膻中穴处，待此处气感充实了，气息出入稳定了，再向下延伸到脐部，最后到达下丹田。

在此气息逐步下降的过程中，胸式呼吸可以过渡为胸腹混合式呼吸，呼吸时可见胸部和腹部同步起伏。

（二）腹式呼吸

腹式呼吸的操作特征是呼吸时腹部起伏。依起伏方式的不同，腹式呼吸可分为顺腹式呼吸和逆腹式呼吸两种。顺腹式呼吸是吸气时腹部隆起，呼气时腹部缩回；逆腹式呼吸与之相反，吸气时腹部回缩，呼气时腹部膨出。

从胸式呼吸逐渐过渡到腹式呼吸，一般都是过渡到顺腹式呼吸。通过自然呼吸的锻炼，逐渐加以意识引导，在气息下降的同时，顺势加强腹部的起伏运动。其方法是：吸气时，轻轻用意念使腹肌放松，腹部自然隆起；呼气时，轻轻用意念使腹肌收缩，腹部自然凹下。经过一段时间的锻炼，腹肌起伏逐渐地、自然地加大，腹部取代胸部，成为自然呼吸的出发点和落脚点，顺腹式呼吸即告形成。应注意锻炼时切忌勉强用力。逆腹式呼吸的操作常需经过专门训练，同时需要教师指导，难度较顺腹式呼吸大一些。有些功种强调要训练逆腹式呼吸，认为逆腹式呼吸的方法对推动内气的运行更为有利。例如运气行小周天时，常用逆腹式呼吸法，吸气时内气上行百会，呼气时内气下行丹田。训练逆腹式呼吸法可从一开始就着重注意呼气，而不去理会吸气，意念在呼气时引内气下行，聚于丹田。久而久之，呼气时腹部充实隆起，吸气时则放松缩回，逆腹式呼吸便自然形成了。逆腹式呼吸锻炼逐渐熟练后，还可以配合提肛动作，即吸气时肛门微缩，前阴微收；呼气时肛门及阴部同时放松，这样更有利于内部的气机运行。

无论是训练顺腹式呼吸还是逆腹式呼吸，操作中都切忌故意挺肚子。腹部的隆起或回缩主要依靠气息吐纳自然形成，不必人为刻意造作。操作时应注重在吐纳上下工夫，腹部只是配合。纳气深而多时，腹部自然隆起，而随着腹壁回缩的压力，气息也自然排出。

初形成腹式呼吸时，往往觉得整个腹部都在呼吸。渐渐地，随着气息调整的深、长、柔、细，就会有一个比较局限和明确的呼吸支点形成。这个点就是腹壁回缩时，四周压力向内聚集的中心点。于是，以后吸气便落于此点，呼气则从此点发出。这个点便是练功时实际可感知的丹田，这个点的呼吸便是丹田呼吸。因此，丹田呼吸是在腹式呼吸的基础上形成的。关于丹田究竟位于何处以及丹田的范围大小的问题，长期以来多有争论。若从调息操作的实践看，丹田的位置因各人情况不同可以或高些或低些。按一般说法，丹田位于脐下三寸（这个寸是同身寸，即以练功者自己的拇指节最宽处为一寸）处。这个位置符合大多数人的情况，基本上准确。但也有人认为丹田即脐，脐下三寸是指人在平躺时候的丹田位置，即脐内三寸。按这种观点，丹田呼吸也就是脐呼吸，即胎息的初级形式。

在严格的意义上，形成腹式呼吸且有了明确的呼吸支点，即丹田呼吸形成之后，方进入练功所需要的呼吸形式。胸式呼吸的操作是为了过渡到腹式呼吸，而腹式呼吸的操作是为了形成丹田呼吸。更进一步，练功高层次境界要求的呼吸形式是胎息，丹田呼吸则是进入胎息的开始。

（三）胎息

胎息有两种解释，一是气息自脐中出入，如古人所说："初学调息，须想其气出从脐出，入从脐灭，……如在胞胎中，故曰胎息。"古人提出，胎息是在呼吸形式上返老还童，因为胎中的婴儿是以脐呼吸的。《摄生三要》中说："人在胎中，不以口鼻呼吸，唯脐带系于母之任脉，任脉通于肺，肺通于鼻，故母呼亦呼，母吸亦吸，其气皆于脐上往来。"

胎息的第二种解释是体呼吸，即遍身呼吸、毫毛呼吸。如《苏沈良方》中说："一息自往，不出不入，或觉此息，从毛窍中八万四千云蒸雾散，无始已来。"胎息的两种解释或可以看做是它的两个阶段或两种形式，前者是初步的，后者是从前者进一步发展而来的。练功高层次境界所要求的胎息是取后者，即体呼吸。

脐呼吸作为胎息的初级阶段，其层次与丹田呼吸相等或相当。而体呼吸或毫毛呼吸与胸式呼吸、腹式呼吸最大的不同之处是，呼吸的通道在主观感觉上已不再经过口鼻。胸式呼吸及腹式呼吸，包括丹田呼吸，尽管呼吸的支点变了，但气息出入的通道还都要经过口鼻，或鼻呼鼻吸，或鼻吸口呼，或口呼口吸，或口鼻共同呼吸。体呼吸就不同了，它要求气息从遍身毛孔出入，避免使用口鼻。体呼吸最初形成时，呼吸的支点还可以保留在丹田，但气息是通过周身毛孔直接向丹田聚散，不再经过口鼻。在主观感觉上，只觉周身毛孔开合，气息往来其间，而口鼻的气息出入已经微乎其微。

从脐呼吸或丹田呼吸过渡到体呼吸，需要一个循序渐进的操作过程。这一操作的中心环节是要不断加强丹田的气感，由此会产生两方面的结果。其一是随着丹田气感的逐渐充实，内气会向周身弥散，整体的气感将形成，且有弥散出体外与外界大气融为一体的趋势。另一方面，口鼻出入的气息会越来越弱，渐至似有似无，时有时无。渐渐的，气息自口鼻的出入趋于停止，而气息自毛孔与外界的交换成为自然。顺此一增一减的趋势因势利导，体呼吸的操作目标就会自然而然地达到。

（四）其他调息方式

胸式呼吸、腹式呼吸和胎息是中医健身功法中的常见调息方法，但某些功法，为达到其特定的养生或治疗目的，其对呼吸的调控有着一些特殊的要求。这些特殊的调息形式有数十种之多，兹选择有代表性的几种作简要介绍。

1. 停闭呼吸　停闭呼吸是指吸气与呼气之间，或一次呼吸之后停顿片刻再继续的呼吸方式。例如吸—停—呼、呼—停—吸、吸—停—吸—呼等方式。这种呼吸方法中的"停"即调息中的"息"，可以引导体内气机的运化。

2. 提肛呼吸　提肛呼吸指吸气时有意识地使会阴部肌肉收缩，呼气时放松会阴的呼吸方式。一般练周天功时需配合提肛呼吸，练其他静功也可择时选用。

3. 发音呼吸　呼气或吸气时配合吐字发音的呼吸方式即发音呼吸。一般配合呼气时发音可泻实，如呼气六字诀；配合吸气时发音可补虚，如吐纳导引功中的"山根纳气"法。

三、中医健身对神的调控

从古代生命观来看，人是形气神的三位一体，神是生命活动的主宰，神即人的意识活动在人体生命中起着极为重要的作用。因此，中医健身功法锻炼必然离不开对神的锻炼和调控。历代健身功法修炼家无论何种门派都十分重视意识在健身修炼中的作用，将运用意识作为练功的第一要旨。《唱道真言》中说："意者，的的确确，从心所发，意发而心空，故又曰有意若无意，意之为用大矣哉。初时阳生，意也，既生之后，采取元阳，意也。既采之后，交会神房，意也。既会之后，送入黄庭，意也，意之为用大矣哉。""阳神之出，意也，既出之后，凭虚御风，意也，游乎帝乡，反乎神室，意也，意之为用大矣。"由此可见，练功的全过程，究其实质就是意识活动的过程。

纵观古代健身功法对神的调控的形式和方法，可归纳为三种：

其一，虚静无为法。这一方法是使意识活动虚静，达到无思、无念的特殊精神状态。在这种状态下人体生命活动会自然发生有序化变化。正如《听心斋客问》中描述："心归虚静，深入无为，动静两忘，到这地位，三宫自然升降，百脉自然流通，精自化气，气自化神，神自还虚。"虚静无为法最根本的要求是精神上的虚静，以此来优化人体生命活动。即所谓"恬淡虚无，真气从之，精神内守，病安从来"（《黄帝内经·素问》）。

其二，意识导引法。本方法是积极主动地将意识与人体生命活动紧密结合，运用意识引导气的通行流畅以及气的开合出入。如意识与形体动作相结合，即所谓"神注桩中，气随桩动"；意识与气的运行规律相结合以引导、强化气的流行；意识与呼吸运动相结合，一方面加强呼吸对人体生命的作用，另一方面，通过呼吸运动引动气机的变化。

其三，意守存想法，意守和存想都是将意识主动地贯注在相应的事物上，从而引发人体生命活动的变化。存想与意守既有区别又有联系。其区别在于存想的对象与意守的对象有质的不同，存想的对象是想象的，而意守的对象是实有的。

意守的对象可分为体外对象与体内对象。体外对象诸如：日月星辰、山河湖海、花草树木等，亦可以为非实体的声音，或某一形象等；体内对象诸如：关窍穴位（如丹田、百会、命门、气海等）、气脉循行线路等。在中医健身锻炼中，意守不要求对所意守事物产生认识，而只要求将意识"轻轻地放在那里"，即所谓"似守非守"。因为意守的目的不在于认识意守对象的本质，而在于借助意守对象的单一性和感性特征以排除杂念和诱导感受。例如，意守丹田并不是要认识丹田有何具体的形象，而是要借以驱逐其他念头，使神意和丹田之气结合以强化丹田气机。

存想的对象大都是练功者所熟悉的情景、事物，或者是所崇敬的偶像等。由于摆脱了实际事物的束缚，存想的对象也可以是日常生活中根本不存在的事物，例如神话传说中的人物、景物。因此，存想对象的范围要远远大于意守，凡可以想象的事物都可以作为存想的对象。例如《诸病源候论》中介绍了存想五脏光色以治病的方法；武术气功中意想增加力量的意念，如推山、托天门、拉九牛等；中医健身功法锻炼中抚球、按气、贯气、排病气、气热如火、气寒如冰、气利如剑、气柔如绵等意想，都属于存想的范围。

存想的目的与意守相同，即排除杂念和诱导感受，但存想更强调后者。由于不受实有事物的局限，存想对象的设计和选择能够更加充分地考虑到诱导特定感受的需要，从而增进了诱导感受的针对性，也提高了诱导的强度。

四、中医健身对气的调控

气依附于形，中医健身功法的锻炼必然涉及对气的导引和调控。《易筋经》指出："精气神无形之物也，筋骨肉有形之物也，必先练有形者为无形之佐，培无形者为有形之辅。若专培无形而弃有形则不可，练有形而弃无形则更不可。所以有形之身必得无形之气相依而不相违，乃成不坏之体。"对气的导引和调控应遵循气在人体生命活动中的规律，即升降出入。中医健身功法导引气的形式可归纳为三种：

其一，以形引气，通过形体动作引动人体内气的流动，即"引体令柔，导气令和"，所谓"气随桩动"。中医认为人体是以五脏为中心，以经络维系的有机整体，因此当形体按照特定形式运动时即可以影响并牵动全身气机的变化。其所引动之气，一是牵动了经络之气，畅通了经络气机，进而调整人体全身生命活动；二是引导了机体组织结构周围气的开合出入及气机的升降。传统功法易筋经、八段锦、峨嵋十二桩等即属此类。

其二，以意引气，运用意念主动地直接导引气机，使之发生变化。如上所述，神为生命的主宰，意识对气具有统帅作用，《青华秘旨》云："人之一气在身，由念而动。"正所谓"意到则气到"。古代许多传统功法在一定的程度上都运用了意识对气机的导引，如传统气功中的行气术，就是运用意念导引，使气机按一定的路线运行，古代功法中大周天运行、奇经八脉运行、后世意念周天等属于此类；古法采气，服五方气、服日月星辰之气则是用意念导引外界之气为我所用。此外，诸如传统功法中的十二宫神的存想、头部九宫神的存思、佛家密宗的中脉运行等都属于意识导引气机之法。

其三，以音引气，通过发音引动体内气机的变化。一方面，音声对人体的气机的影响有声腔共振的作用，包括颅腔、鼻腔、口腔、咽腔、胸腔、腹腔等共振。另一方面，不同的发音，可引起人体气机升降开合的不同变化。此外，特定的声音对脏腑气化有着较为直接的影响。《史记·乐书》中说："音乐者，所以动荡血脉，通流精神而正心也。故宫动脾而和正圣，商动肺而和正义，角动肝而和正仁，徵动心而和正礼，羽动肾而和正志。"著名的传统功法"六字诀"即属此功法。

第三节　中医健身功法的注意事项

中医健身功法虽然种类繁多，但是不管哪一种功法，在习练时都要遵循练功的基本要求和注意事项。遵循这些基本要求有利于提高练功质量，避免不良反应发生。具体而言有以下几个方面。

一、注重练功前的准备调整

1. 练功的思想准备　练功前保持情绪的稳定、心情的愉悦。要抛开一切烦恼之事，使情绪安宁下来。避免在大怒、大喜、烦恼或过于兴奋后练功，否则可因一系列心理和生理的不良反应，严重影响到神意对形气的调控，并且容易导致精神及形体的损害。

2. 练功的身形准备　练功前半小时停止一切剧烈的体育和文娱活动，以保证气血的平和。如觉疲劳不适等可稍事休息，或先行自我拍打按摩。如有较明显的局部疼痛不适等症状影响练功，可先采取一些对症治疗措施，使症状缓解再开始练功。练功前也可做一些松解关节经络的活动，以利于疏通气血。另外，练功前排空大、小便，功中也不可久忍二便，否则可引起腹胀不适等症状，影响入静。应注意的是：妇女经、孕、产期，不要练意守丹田、腹式呼吸和活动量过大的功法。

3. 练功的衣着准备　健身功法的练习，因其有一定的动作规范，在衣着上一般要求衣服宽松合体，色泽柔和，布料柔软，以保证动作的展开，有利于气血的流通。此外，练功时应摘除帽子、眼镜、手表等附着物。

二、练功过程中动作规范

1. 松静自然，准确灵活　松与静既是健身功法的基本要求，也是在健身功法锻炼中始终都要遵守的最基本原则。

　　松是指形与神、身与心的放松。静是指在练功过程中，保持心境的安宁。放松可以促进入静，而入静则又有助于放松。只有真正入静，才能做到完全放松。形神放松了，动作和意识的运用才能自然而然，功法的习练方显得准确规范而灵活。

　　2. 精神放松，形神合一　健身功法的锻炼要求精神放松，意识平和。注重以意识对形体的调控，将意识贯注到形体动作之中，使神与形相合；由于意识的调控和形体的导引，促使真气在体内的流行，达到神注桩中、气随桩动的境界。运用意念时，要注意用意要轻，似有似无，切忌刻意、执著。

　　3. 动静结合，练养相兼　动静结合有两种含义：其一是指在练功方式上动功与静功相互配合。其二是指在练功时，要动中有静，即在形体运动的情况下，思想安静，注意力集中，即所谓以静寓动，动中有静。练静功时，在入静放松的条件下，可促使内气运行，气血流畅，即所谓静中有动。故动与静的有机结合，可以相互促进，这样有利于内气的聚集与运行，又能提高练功效果。健身功法中的动静结合表现出特定的宁静与和谐之美。动作中的静立养气、动中有静、静中有动，动静结合，练养相兼，既练气，又养气。

三、练功后的身心整理

　　1. 练功完毕，应认真做好收功　虽然不同的功法有不同的收功方式，但收功有个基本原则，即将意识集中到身体内部，做到"神返身中气自回"，使形气神合归于一。然后再作一些自我保健按摩，并慢慢睁开眼睛。若练静功，收功后可稍作活动或自我按摩；若练动功，收功后再做几次深呼吸，静息片刻，再进行其他活动。

　　2. 温水洗浴　练功后不可冷水洗浴、洗手，如有汗出，宜用毛巾擦干，或洗热水浴。这是因为，人在练功时大量的血液流向肌肉、皮肤，受到冷的刺激后，皮肤、肌肉中的血管骤然收缩，回心血流量突然增加，易加重心脏负担。练功后，也不能立即喝冷水、吃冷饮，以免引起胃肠血管的突然收缩，导致肠胃功能紊乱，引起腹痛、腹泻。

四、练功环境的选择

　　健身功法的锻炼应选择整洁、幽静、温湿度适宜、地面平坦的环境练功。比如公园、湖畔、河边、林中、庭院等。不论室内、室外，均宜光线柔和，空气流通，但应避免在风口练功。注意保暖，防感风寒。一般而言，依山傍水的树林边练功最佳。要注意的是暴风雨和雷鸣闪电天气，禁止练功。此外，在选择床、椅、铺、垫等练功设施时应注意其高低适中、硬软适宜。

第四节　健身功法练功反应

　　在健身功法锻炼的过程中，会出现一些特殊的自我感觉和身心变化。这些反应既有练功的效应反应，也可能出现一些异常的身心变化。

一、效应反应

效应反应是健身功法的习练者在进入练功状态后自然的、常规的身心变化的反应，是正常的练功反应是练功过程中出现的一些平常感觉不到的特别感觉或运动，可以是练功进程的体现，也可能是练功效益的表现。

（一）动触反应

动触反应是练功过程中，练功者感到一些异于平常的感觉，包括"痛、痒、冷、暖、轻、重、涩、滑"等，俗称"八触"。根据实践观察，这些动触反应中以热感者为最多，肌肉跳动感者次之，再次为其他感觉。此外，有人自觉飘飘欲仙，机体轻飘；有人会出现身体感觉异常，如不知自己手、脚、头的位置；有人感到自身高大无比或十分矮小等。上述感觉多出现于局部，且多为短时间出现后又自行消失。这可能与练功后气血运行流畅以及大脑进入练功状态后的感受性增强有关，也有些是练功到一定程度产生的境界性反应，属正常的练功反应。这些动触现象，尽管属正常反应，但不应该心生好奇，刻意追求。

（二）经络反应

在健身功法的习练过程中，有许多练功者会出现各种经络疏通的反应。如经络跳动，或有热流循经流动等，有的甚至出现大小周天贯通的现象。也有少数经络敏感者在练功态下会出现循经传感现象，如出现一股热流循着一定的经络传导。

（三）生理机能反应

通过健身功法的锻炼会出现一些改善脏腑机能的生理反应。如消化机能改善，表现为胃肠蠕动加快而产生肠鸣、排气增多，大便通畅、食欲增加、消化吸收能力加强等。尤其是许多练功者在练静功时会出现唾液分泌增多的现象，这时可自然咽下，这样既有助消化，又能滋肾养阴。古人认为"气是添年药，津为续命芝，……勤而行之，可以长生。"

此外，健身功法的锻炼可以促进体内新陈代谢，如练功中还可以出现头脑清晰，精力充沛，性欲增强，毛发、指甲生长迅速，皮肤光泽，面色红润，或可出现白发变黑等"返老还童"现象。

（四）气冲病灶反应

有一些患有疾病的人在习练健身功法后，因体内真气充沛，经络疏通，可出现气机冲击病灶，出现患处疼痛等症状比以前明显，或以往患病症状重新出现，这在练功中称为翻病。对此，练功者不必疑惧，可适当减少练功时间，坚持下去，待病灶瘀滞之气疏通，症状亦会随之消失。

二、异常反应

异常反应是指练功后产生的种种轻度不适，但尚不至影响正常生活和工作的自我感觉和身心变化，又称不良反应。异常反应往往出现于练功初期。对功法的操作不熟练，或练功要领掌握不当，而出现一些影响练功进展和正常生理状态的不良反应。这种只要及时从各方面纠正、调整，一般在短时间内即可自行消失。但如果不予重视，任其长期发展，即会造成偏差。常见的异常反应有如下几种。

（一）头痛头胀，昏晕耳鸣

在健身功法的习练过程中或练功结束后，出现头痛头胀或昏晕耳鸣。这一练功反应在练功实践中比较多见，尤以头痛头胀出现频率较高。其常见原因为意守强度过大，思想过于集中；或勉强用意导引气血至头部；或吸气过于深长，停闭时间太久。如意守强度过大，应采用似守非守的方法，以减小意守强度；如呼吸过深，宜恢复自然呼吸。如功后仍感头痛头昏者，可作数节头部保健功，往往有助于头痛头胀缓解。

（二）胸部紧闷，呼吸不畅

这是由于练功过程中没有放松形体，如姿势呆板、肌肉紧张；或动作要领掌握不当，如挺胸练功或含胸太过；或调息方法失当，如呼吸过猛、一味追求细匀深长的深呼吸；或停闭呼吸时间过长、意守呼吸强度偏大等引起。处理的要领是寻找原因对症解决，同时可以请教老师，研究练功要领。如纠正练功姿势，挺胸应改为含胸，使胸部肌肉放松；呼吸过强或闭气时间过长者应改为自然呼吸；意念过重者，应将意守强度降低，改为似守非守。这样，使姿势、呼吸、意念均顺乎自然，调整到最佳状态，胸闷等症状即可得到缓解。

（三）心跳加快，心悸怔忡

这种练功反应多见于练功初期，有的偶尔出现，也有的持续时间较长。心慌者多由于练功时思想有顾虑，姿势不自然，全身不放松；或呼吸用力，过于深长，勉强停闭；或精神紧张等原因所致。通常只要针对相应的诱发因素予以纠正，心脏的不良反应即可消失。如在练功过程中注意思想放松，呼吸自然，端正姿势，这一练功反应就会得到纠正。

（四）周身疲乏，肌肉酸麻

身体素质较弱者及初练功者在采用消耗体力较大的站式功法锻炼时，往往会感觉下肢与肩胛等处酸痛胀麻，乏力疲软。这一反应也可见于练功姿势不正确、全身肌肉紧张者。对于体质虚弱者，初期练功应采用卧式或半卧式、靠坐式为主，待体质改善后，再过渡到坐式或站式。练功时间的长短要量力而行。尤其初练功者，练功时间不宜太长，不可急于求成。在练功过程中应遵循练功要领，循序渐进。

（五）腹胀腹痛，食欲不振

常见于呼吸采用大呼大吸，追求深长的腹式呼吸，或呼吸停闭过久，使交感神经兴奋性增强，因而大大抑制胃肠蠕动，使肠内气体不能排出和吸收，从而出现腹胀、腹痛，甚则出现腹泻。也有因意守过重，致使胃肠功能紊乱而致腹胀腹痛。纠正之法为，改深长的腹式呼吸为自然呼吸；放弃停闭呼吸；或意守不要太过，应似守非守。如腹胀明显者，可暂停练功，改坐、站式为卧式，并作腹部自我按摩，可以逐渐消除腹部的胀痛。

第五章

常用中医健身方法

中医健身方法种类多样，其流派、功法及作用亦各具特色。有以练劲力为主的武术健身功法，如易筋洗髓经、少林一指禅、大力功等；有以练神气为主的气功健身功法，如八段锦、六字诀、放松功、保健功等；还有一些是借助器具锻炼的保健功法，如太极剑、健身太极球等。当然这仅仅是人为的分类，在实际操作中，这些功法在练神练气、练劲练力、练形等方面又是相互融通的。现择其精要，简要介绍几种传统流派代表性功法，及近年来在社会上流传较广、影响较大，健身效果较好的功法。其中易筋经、五禽戏、六字诀、八段锦、太极拳是优秀的传统健身功法，历经千百年的考验，深受广大人民群众的喜爱；保健功、放松功则是近代学者根据传统功法改编而成，其健身效果明显，在社会上的认可度较高。

第一节 放 松 功

放松功是静功的一种，它可以作为中医健身功法的一个基础功法。该功法是上世纪50年代上海市气功疗养所著名气功师蒋维乔（因是子）在继承古人静坐意守的基础上总结和发展起来的。放松功通过形与神合，以意识导引全身各部分，把身体调整到自然、轻松、舒适的状态。在功法操作上侧重精神内守，意导气行，并与均匀细长的呼吸配合，有节奏地依次注意身体相应的部位，逐步地松弛肌肉骨骼，把全身调整到自然轻松、舒适的状态。这一功法的锻炼能较好地排除杂念，安定心神，能疏通经络，协调脏腑，有助于增强体质，防治疾病。

一、功法特点

（一）安全可靠，易学易练

该功法练功体式采用卧、坐或站桩式均可，不需要大范围的练功场所。具有安全有效、不受环境条件的限制，易学、易练、易见效益等特点。既适合健康人练习，是练功入静的基础，又适合患者康复练习。

（二）松静自然，神形兼修

放松功是通过大脑思维意识的放松，把身体调整到自然、轻松、舒适的状态，是形体和精神心理都得到放松的状态。因而有利于解除身心紧张状态，消除身体和大脑的疲劳，恢复体力和精力，是一形神兼修的良好功法。

二、练功要领

（一）观想意境、念与意合

习练本功法要善于运用观想配合默念"松"，以引导心身的全面放松。操作时目内视，意内想，耳内收，每想到一处时默念"松"，意想该处像发面一样松开"变大"。并且，借助意想"松"的动力向外扩散、变大。能感受到"松"、"变大"是练习本功法的关键。如有"松弛感"、"轻松感"、"通畅感"等体验是"松"的效应。

（二）神意察照、若有若无

在将运用意识引导相应部位放松时，对所注意的部位意念不能太重。要似守非守，若有若无，神意要灵明。松到哪个部位时，意念观想哪个部位，意导气行，以意导松，静心体会方能察照身心放松的变化。

（三）气息相依、以意导松

在放松操作过程往往要借助呼吸的调息，一般从自然呼吸开始，逐步过渡到腹式呼吸。呼吸与默念相结合，吸气时静静地观想松的部位，呼气时默想该部位"松"，气息相依，以意导松。

三、功法操作

放松功的操作因放松部位和顺序的不同，可将其分为三线放松法、分段放松法、局部放松法、整体放松法等。

（一）三线放松法

三线放松法是将身体划分成两侧、前面、后面三条线，每条线均有9个放松部位，练功时以意识导引及观想自上而下依次放松。初练功者采用仰卧或坐式较易放松，练功熟练者，可在各种姿势如站、坐、卧、行中练习。

第一条线：头部两侧→颈两侧→两肩→两上臂→两肘关节→两前臂→两手，静养中指尖的中冲穴1~2分钟。

第二条线：面部→颈前→胸部→腹部→两大腿前面→两膝关节→两小腿前→足背→足大趾端，静养大脚趾大敦穴1~2分钟。

第三条线：后脑→后颈→背部→腰部→大腿后面→小腿后面→足跟→足心。注意力放在足心上，静养脚心涌泉穴1~2分钟。

做完三条线的放松练习后，将意念收回，观想肚脐内丹田处，意守3~5分钟结束。

练习时要注意：呼吸、意念和默念"松"字要协调配合，并且要细细体会"松"的感觉。如体会不到"松"感，可先使四肢肌肉紧张起来，再突然放松，体验"松"的感觉，这样可加速松弛反应的到来。

（二）分段放松法

分段放松法是把全身分成若干段，自上而下分段进行放松的方法。通常的分段有 2 种：

（1）头部→肩臂手→胸部→腹部→两腿→两脚。

（2）头部→颈部→两上肢→胸腹背腰→两大腿→两小腿及脚。

练功时先注意一段，默念"松"两三遍，再注意下一段，周而复始，放松两三个循环。本法适用于初练功且对三线放松感到部位多、记忆有困难者。

（三）局部放松法

局部放松法是在三线放松的基础上，单独就身体的某一病变部位或某一紧张点放松的方法。本方法首先意想放松部位，默念"松"字 20～30 次。本法适用于三线放松掌握得比较好，能对病变部位或紧张点进行放松者。

（四）整体放松法

整体放松法就是将身体作为一整体来放松，通常有 3 种放松方法：

（1）意想整个身体似喷淋流水般从头到足笼统地向下放松。

（2）默念"松"，意想以脐为中心，向周身扩散放松。

（3）依据三线放松的三条线，意想整条线像流水般地向下放松。

本法适用于三线放松、分段放松掌握得比较熟练，能较好地调整身体、安定情绪者。或初练功感到进行三线、分段放松均有困难者。

第二节　保　健　功

保健功系根据传统导引法整理改编而成。该功法是一种以自我按摩为主，辅以呼吸和意念活动的健身功法。其动作缓和柔韧，男女老少皆宜，既可以防治疾病，又有保健作用。唐·释慧琳说："凡人自摩自捏，伸缩手足，除劳去烦，名为导引。"（《地经疏义》）保健功就是这种"自摩自捏"的导引法，其作用如明代养生家高濂所说："导引按摩之术，可以行血气、利关节辟邪外干，使恶气不得入吾身中耳。传曰：'户枢不蠹，流水不腐'，人之形体亦犹如是，故延年却病，以按摩导引为先。"

一、功法特点

（一）简单易学，安全灵活

"保健功"动作简单，易学易记，不会出偏，安全可靠，它可作为其他各类健身功法的辅助功法，也可以作为治疗疾病的主功。在习练时，根据病情可以单独做某一个式子或某几个式子，也可以全套动作均做。但总的原则是以练功者每次练功时不感到过度疲劳为宜。

（二）作用平缓，全面调节

"保健功"强调意念密切结合动作，运动量虽小，但各节都有其功效，分别有眼功、耳功、鼻功、舌功、项功、夹脊功等各部位的功法，结合静坐，作用平缓，可以有病治病、无病强身，具有全面调节的综合保健作用，对体质虚弱者和老年人尤其适宜。

二、练功要领

（一）形，放松自然

保健功是练功者用自己的双手在身体的不同部位进行按摩为主，每个式子因为动作不同，其手型、身形也各不相同，但整个形体要求放松、自然。

（二）神，安宁愉悦

习练本功法强调练功时要做到精神安静、轻松愉悦，心境方能神宁，神宁则意能专注动作，而达到形神相合，气机流畅。

（三）意，专注桩中

在练整套功法时，都要求将神意专注于动作操作当中，做到动作到哪则意识到哪，并适当地加以意识导引。如在做第一式静坐时要求意守丹田，两目轻闭；在第五式漱津动作时要求将舌功产生的唾液鼓漱 36 次后分 3 次咽下，咽下时用意念引导着唾液慢慢到丹田。应该注意的是，意守丹田时要做到似守非守、绵绵若存。

三、功法操作

第一式 静坐

两腿盘膝而坐，头颈躯干端正，颈部肌肉放松，头微前倾，轻轻闭上双目，含胸，舌轻抵上腭，两上肢自然下垂，两手的四指轻握拇指，分别放在两侧的大腿上，意守丹田，用鼻呼吸 50 次。初练者可以采用自然呼吸，日久呼吸可以逐渐加深，也可以采用深呼吸或腹式呼吸。完成后将舌自然放下。

第二式 耳功

接上势，用搓热的两手心搓揉耳廓 9～18 次；两手交替经头顶拉扯对侧耳廓上部 9～18 次；用两手大鱼际压在耳屏处堵塞耳道，然后突然放开，如此按放反复 9 次；两手鱼际堵住耳道，手指自然位于后脑枕部，此时用食指稍稍用力按压中指并顺势滑下弹击后脑枕部 24 次，可听到"咚咚"的声响，古称"鸣天鼓"。

第三式 叩齿

上下牙齿轻轻叩击 36 次，不要用力过重。叩齿时可先叩门齿，再叩大齿，也可以同时一起叩。

第四式 舌功

本动作又称"搅海"，用舌在口腔内上下牙齿外轻轻搅动，顺时针和逆时针方向各 18 次，产生的唾液暂时不要咽下，接着做漱津动作。

搅舌时，次数可由少到多，不可强求一次到位，尤其是对高龄有动风先兆的人，由于舌体较为僵硬，搅舌较困难，故更应注意。可先搅 3 次，再反向 3 次，逐渐增加以能承受为度。

第五式　漱津

闭口，将舌功产生的唾液鼓漱36次后分3次咽下，咽下时用意念引导着唾液慢慢到丹田。应该注意的是：鼓漱动作，不论口中是否有津液，都做出津液很多状的鼓漱动作。

第六式　擦鼻

拇指微曲，用两手拇指第二节指背轻轻自上而下摩擦鼻翼两侧9～18次；再以指关节揉按迎香穴9～18次。

第七式　目功

闭目，微曲拇指，以指关节沿眉由内向外轻擦9～18次，再同样轻擦上下眼睑9～18次。然后两手互搓至热，用手心热烫眼珠三次，用两手中指指腹点揉"睛明"、"鱼腰"、"瞳子髎"、"承泣"等穴各9～18次。两目轻闭，眼球顺时针、逆时针旋转各9～18次，轻轻睁开双眼，由近及远眺望远处的绿色植物。

在操作过程应注意：旋转眼球速度要慢，旋转次数由少渐多，刚开始练习时不一定要达到规定的次数，否则部分习练者可有目胀、头昏、呕吐等反应。

第八式　擦面

用两手掌互相摩擦生热，两手由前额经鼻两侧往下擦，直至下颌为止，再由下颌反向上至前额，如此反复进行，共做36次。

第九式　项功

两手手指相互交叉抱于颈后部，仰头，两手向前用力，颈部向后用力，如此相互争力3～9次。然后以两掌大小鱼际交替揉按风池穴，顺、逆时针各9～18次。

第十式　揉肩

以左手掌揉右肩18次，再以右手掌揉左肩18次；以左手拇指或掌根部与余四指捏拿对侧肩井18次，交换用右手捏拿对侧肩井18次；肩关节按照前→上→后→下的方向旋转9～18次，再反向旋转9～18次。

第十一式　夹脊功

两手轻轻握拳，肘关节屈曲90°，两上肢前后交替摆动各18次。注意前后摆动时，两腋略收。

第十二式　搓腰

又称"搓内肾"，先将两手互相搓热，然后两手上下搓腰部两侧各18次。

第十三式　搓尾骨

用两手的食指和中指搓尾骨部，两手各做36次。

第十四式　擦丹田

将两手掌搓热后，用左手手掌沿大肠蠕动方向绕脐作圆圈摩动，即由右下腹至右上腹、左上腹、左下腹而返右下腹，如此周而复始100次。再将两手掌搓热后用右手按上法擦丹田100次。如有遗精、早泄、阳痿者，可用一手兜阴囊，一手擦丹田，左右手交替进行各81次。

第十五式　揉膝

用两手掌分别揉两膝关节，两手同时进行各揉100次。

第十六式 擦涌泉

用左手中、食指擦右足心 100 次，再用右手中、食指擦左足心 100 次。操作时应注意：擦涌泉时要稍用力，令脚掌发热为度。

第十七式 织布式

坐式两腿伸直并拢，足尖朝上，手掌向前，两手向足部做推的姿势，同时躯干前俯，并配合呼气。推到尽头后返回，返回时手掌朝里，并配合吸气，如此往返 36 次。操作本式时应注意：初练时可自然呼吸，待动作熟练后再配合呼吸。前推幅度可从小到大，不必一步到位，以免拉伤腰部肌肉。

第十八式 和带脉

自然盘坐，两手在胸前互握，上身旋转，先自左向右转 16 次，再自右向左转 16 次，向前外侧探胸时吸气，缩胸时呼气。

第三节 八段锦

八段锦是我国民间流传很广的一种健身功法，它是由八组不同的动作组成。八段锦的名称是将该功法的八组动作及其效应比喻为精美华贵的丝帛、绚丽多彩的锦绣，以显其珍贵，称颂其精炼完美的编排和良好的祛病健身作用。八段锦之名见于南宋·洪迈的《夷坚志》，南宋时期，即已有《八段锦》专著。明代以后，在有关养生专著中，多有记载，如《类修要诀》、《遵生八笺》、《保生心鉴》等均收录了这套功法。八段锦流传甚广，流派较多，有"文八段"（坐式）和"武八段"（立式）之分，有南派和北派之别。这里主要介绍 2003 年国家体育总局组织整理的"健身气功·八段锦"。

一、功法特点

（一）脏腑分证，兼顾全面

八段锦以脏腑的生理、病理分证来安排导引动作，将导引动作与肺脏、心脏、脾脏、肾脏和胆腑的生理病理紧密相连在一起。在八组动作中，每一组既有其明确的侧重点，又注重每组间功能效应呼应协调，从而全面调整脏腑机能及人体的整体生命活动状态。

（二）形神结合，气寓其中

八段锦通过动作导引，注重意识对形体的调控，将意识贯注到形体动作之中，使神与形相合；由于意识的调控和形体的导引，促使真气在体内流行，达到神注桩中、气随桩动的境界。

（三）对称和谐，动静相兼

本功法每式动作及动作之间表现出对称和谐的特点，形体动作在意识的导引下，轻灵活泼，节节贯穿，舒适自然，体现出内实精神、外示安逸、虚实相生、刚柔相济的神韵。

二、练功要领

（一）松静自然，形神息融，自然协调

习练本功法时，要求形体、呼吸、意念要自然协调。形体自然，动作合于法度；呼吸自然，要勿忘勿助，不强吸硬呼，形息相随；意念自然，要似守非守，绵绵若存。力求做到动作准确熟练、连贯，逐步达到动作、呼吸、意念的有机结合，形气神和谐一体。

（二）松紧得当，刚柔相济

练习本功法一方面要求精神形体放松，心平方能气和，形松意充则气畅达。另一方面，练功始终要求松中有紧，柔中有刚。在全身肌肉放松的基础上，轻缓用力做动作。

三、功法操作

预备势（见图5-1）

动作一：两脚并步站立；两臂自然垂于体侧；身体中正，目视前方。

动作二：随着松腰沉髋，身体重心移至右腿；左脚向左侧开步，脚尖朝前，约与肩同宽；目视前方。

动作三：两臂内旋，两掌分别向两侧摆起，约与髋同高，掌心向后；目视前方。

动作四：接前一动作。两腿膝关节稍屈；同时，两臂外旋，向前合抱于腹前呈圆弧形，与脐同高，掌心向内，两掌指间距约10cm；目视前方。

第一式　两手托天理三焦（见图5-2）

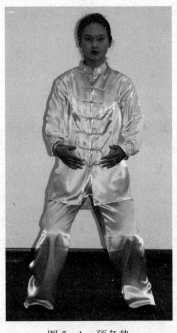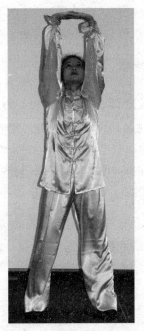

图5-1　预备势　　　　图5-2　两手托天理三焦

动作一：接上式。两臂外旋微下落，两掌五指分开在腹前交叉，掌心向上；目视前方。

动作二：上动不停。两腿徐缓挺膝伸直；同时，两掌上托至胸前，随之两臂内旋向上托起，掌心向上；抬头，目视两掌。

动作三：上动不停。两臂继续上托，肘关节伸直；同时，下颏内收，动作略停；目视前方。

动作四：身体重心缓缓下降；两腿膝关节微屈；同时，十指慢慢分开，两臂分别向身体两侧下落，两掌捧于腹前，掌心向上；目视前方。

本式托举、下落为一遍，共做六遍。

操作提示：两掌上托要舒胸展体，略有停顿，保持抻拉。两掌下落，松腰沉髋，沉肩坠肘，松腕舒指，上体中正。

本式动作通过两手交叉上托，缓慢用力，保持抻拉，可使"三焦"通畅、气血调和。通过拉长躯干与上肢各关节周围的肌肉、韧带及关节软组织，对防治肩部疾患、预防颈椎病等具有良好的作用。

第二式　左右开弓似射雕（见图5－3）

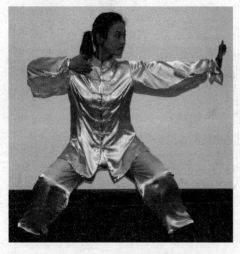

图5－3　左右开弓似射雕

动作一：接上式。身体重心右移；左脚向左侧开步站立，两腿膝关节自然伸直；同时，两掌向上交叉于胸前，左掌在外，两掌心向内；目视前方。

动作二：上动不停。两腿徐缓屈膝半蹲成马步；同时，右掌屈指成"爪"，向右拉至肩前；左掌成八字掌，左臂内旋，向左侧推出，与肩同高，坐腕，掌心向左，犹如拉弓射箭之势；动作略停；目视左掌方向。

动作三：身体重心右移；同时，右手五指伸开成掌，向上、向右划弧，与肩同高，指尖朝上，掌心斜向前；左手指伸开成掌，掌心斜向后；目视右掌。

动作四：上动不停。重心继续右移；左脚回收成并步站立；同时，两掌分别由两侧下落，捧于腹前，指尖相对，掌心向上；目视前方。

动作五至动作八：同动作一至动作四，唯左右相反。

本式一左一右为一遍，共做三遍。第三遍最后一动作时，身体重心继续左移；右脚回收成开步站立，与肩同宽，膝关节微屈；同时，两掌分别由两侧下落，捧于腹前，指尖相对，掌心向上；目视前方。

操作提示：侧拉之手五指要并拢屈紧，肩臂放平。八字掌侧撑需沉肩坠肘，屈腕，竖指。年老或体弱者可自行调整马步的高度。

本式动作通过展肩扩胸，可刺激督脉和背部俞穴；同时刺激手三阴三阳经等，可调节手太阴肺经等经脉之气；可有效发展下肢肌肉力量，提高平衡和协调能力；同时，增加前臂和手部肌肉的力量，提高手腕关节及指关节的灵活性。有利于矫正不良姿势，如驼背及肩内收，很好地预防肩、颈疾病等。

第三式　调理脾胃须单举（见图5-4）

动作一：接上式。两腿徐缓挺膝伸直；同时，左掌上托，左臂外旋上穿经面前，随之臂内旋上举至头左上方，肘关节微屈，力达掌根，掌心向上，掌指向右；同时，右掌微上托，随之臂内旋下按至右髋旁，肘关节微屈，力达掌根，掌心向下，掌指向前，动作略停；目视前方。

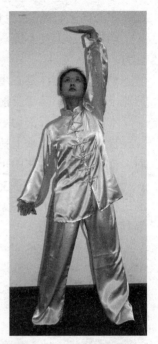

动作二：松腰沉髋，身体重心缓缓下降；两腿膝关节微屈；同时，左臂屈肘外旋，左掌经面前下落于腹前，掌心向上；右臂外旋，右掌向上捧于腹前，两掌指尖相对，相距约10cm，掌心向上；目视前方。

动作三、四：同动作一、二，唯左右相反。

本式一左一右为一遍，共做三遍。第三遍最后一动作时，两腿膝关节微屈；同时，右臂屈肘，右掌下按于右髋旁，掌心向下，掌指向前；目视前方。

操作提示：力在掌根，上撑下按，舒胸展体，拔长腰脊。

本式通过左右上肢一松一紧的上下对拉（静力牵张），可以牵拉腹腔，对脾胃中焦肝胆起到按摩作用；同时可以刺激位于腹、胸胁部的相关经络以及背部腧穴等，达到调理脾胃（肝胆）和脏腑经络的作用。此外，可使脊柱内各椎骨间的小关节及小肌肉得

图5-4　调理脾胃须单举

到锻炼，从而增强脊柱的灵活性与稳定性，有利于预防和治疗肩、颈疾病等。

第四式　五劳七伤往后瞧（见图5-5）

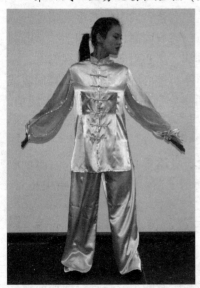

图5-5　五劳七伤往后瞧

动作一：接上式。两腿徐缓挺膝伸直；同时，两臂伸直，掌心向后，指尖向下，目视前方；然后上动不停，两臂充分外旋，掌心向外；头向左后转，动作略停；目视左斜后方。

动作二：松腰沉髋。身体重心缓缓下降；两腿膝关节微屈；同时，两臂内旋按于髋旁，掌心向下，指尖向前；目视前方。

动作三：同动作一，唯左右相反。

动作四：同动作二。

本式一左一右为一遍，共做三遍。第三遍最后一动作时，两腿膝关节微屈；同时，两掌捧于腹前，指尖相对，掌心向上；目视前方。

操作提示：头向上顶，肩向下沉。转头不转体，旋臂，两肩后张。

"五劳"指心、肝、脾、肺、肾五脏劳损；"七伤"指

喜、怒、悲、忧、恐、惊、思七情伤害。本式动作通过上肢伸直外旋扭转的静力牵张作用，可以扩张牵拉胸腔、腹腔内的脏腑。本式动作中往后瞧的转头动作，可刺激颈部大椎穴，达到防治"五劳七伤"的目的。可增加颈部及肩关节周围参与运动肌群的收缩力，增加颈部运动幅度，活动眼肌，预防眼肌疲劳以及肩、颈与背部等疾患。同时，改善颈部及脑部血液循环，有助于解除中枢神经系统疲劳。

第五式　摇头摆尾去心火（图5-6）

动作一：接上式。身体重心左移；右脚向右开步站立，两腿膝关节自然伸直；同时，两掌上托与胸同高时，两臂内旋，两掌继续上托至头上方，肘关节微屈，掌心向上，指尖相对；目视前方。

动作二：上动不停。两腿徐缓屈膝半蹲成马步；同时，两臂向两侧下落，两掌扶于膝关节上方，肘关节微屈，小指侧向前；目视前方。

动作三：身体重心向上稍升起，而后右移；上体先向右倾，随之俯身；目视右脚。

动作四：上动不停。身体重心左移；同时，上体由右向前、向左旋转；目视右脚。

动作五：身体重心右移，成马步；同时，头向后摇，上体立起，随之下颌微收；目视前方。

动作六至动作八：同动作三至动作五，唯左右相反。

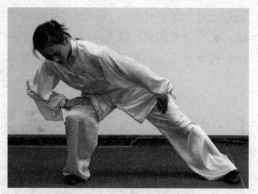

图5-6　摇头摆尾去心火

本式一左一右为一遍，共做三遍。做完三遍后，身体重心左移，右脚回收成开步站立，与肩同宽；同时，两掌向外经两侧上举，掌心相对；目视前方。随后松腰沉髋，身体重心缓缓下降，两腿膝关节微屈；同时屈肘，两掌经面前下按至腹前，掌心向下，指尖相对；目视前方。

操作提示：马步下蹲要收髋敛臀，上体中正。摇转时，颈部与尾闾对拉伸长，好似两个轴在相对运转，速度应柔和缓慢，动作圆活连贯。年老或体弱者要注意动作幅度，不可强求。

心火，即心热火旺的病症，属阳热内盛的病机。通过两腿下蹲，摆动尾闾，可刺激脊柱、督脉等；通过摇头，可刺激大椎穴，从而达到疏经泻热的作用，有助于祛除心火。此外，在摇头摆尾过程中，脊柱腰段、颈段大幅度侧屈、环转及回旋，可使整个脊柱的头颈段、腰腹及臀、股部肌群参与收缩，既增加了颈、腰、髋的关节灵活性，也增强了这些部位的肌力。

第六式　两手攀足固肾腰（见图5-7）

动作一：接上式。两腿挺膝伸直站立；同时，两掌指尖向前，两臂向前、向上举起，肘关节伸直，掌心向前；目视前方。

动作二：两臂外旋至掌心相对，屈肘，两掌下按于胸前，掌心向下，指尖相对；目视前方。

动作三：上动不停。两臂外旋，两掌心向上，随之两掌掌指顺腋下向后插；目视前方。

动作四：两掌心向内沿脊柱两侧向下摩运至臀部；随之上体前俯，两掌继续沿腿后向下摩运，经脚两侧置于脚面；抬头，动作略停；目视前下方。

本式一上一下为一遍，共做六遍。做完六遍后，上体立起；同时，两臂向前、向上举起，肘关节伸直，掌心向前；目视前方。随后松腰沉髋，身体重心缓缓下降；两腿膝关节微屈；同时，两掌向前下按至腹前，掌心向下，指尖向前；目视前方。

操作提示：反穿摩运要适当用力，至足背时松腰沉肩，两膝挺直，向上起身时手臂主动上举，带动上体立起。年老或体弱者可根据身体状况自行调整动作幅度，不可强求。

本式通过前屈后伸可刺激脊柱、督脉以及命门、腰阳关、委中等穴，有助于防治生殖泌尿系统方面的慢性病，达到固肾壮腰的作用。通过脊柱大幅度前屈后伸，可有效发展躯干前屈、后伸脊柱肌群的力量与伸展性，同时对腰部的肾、肾上腺、输尿管等器官有良好的牵拉、按摩作用，可以改善其功能，刺激其活动。

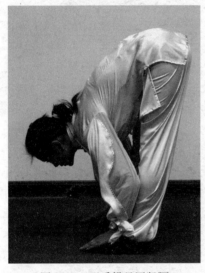 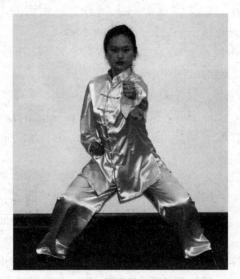

图 5-7　两手攀足固肾腰　　　　　　图 5-8　攒拳怒目增气力

第七式　攒拳怒目增气力（见图 5-8）

接上式。身体重心右移，左脚向左开步；两腿徐缓屈膝半蹲成马步；同时，两掌握固，抱于腰侧，拳眼朝上；目视前方。

动作一：左拳缓慢用力向前冲出，与肩同高，拳眼朝上；瞪目，视左拳冲出方向。

动作二：左臂内旋，左拳变掌，虎口朝下；目视左掌。左臂外旋，肘关节微屈；同时，左掌向左缠绕，变掌心向上后握固；目视左拳。

动作三：屈肘，回收左拳至腰侧，拳眼朝上；目视前方。

动作四至动作六：同动作一至动作三，唯左右相反。本式一左一右为一遍，共做三遍。做完三遍后，身体重心右移，左脚回收成并步站立；同时，两拳变掌，自然垂于体侧；目视前方。

操作提示：马步的高低可根据自己的腿部力量灵活掌握。冲拳时要怒目瞪眼，注视冲出之拳，同时脚趾抓地，拧腰顺肩，力达拳面；拳回收时要旋腕，五指用力抓握。

中医认为，"肝主筋，开窍于目"。本式中的"怒目瞪眼"可刺激肝经，使肝血充盈，肝气疏泻，有强健筋骨的作用。两腿下蹲十趾抓地、双手攒拳、旋腕、手指逐节强力抓握等动作，可刺激手、足三阴三阳经脉的腧穴和督脉等；同时，使全身肌肉、筋脉受到静力牵张刺激，长期锻炼可使全身筋肉结实，气力增加。

第八式　背后七颠百病消（见图5－9）

动作一：接上式。两脚跟提起；头上顶，动作略停；目视前方。

动作二：两脚跟下落，轻震地面；目视前方。

本式一起一落为一遍，共做七遍。

操作提示：上提时脚趾要抓地，脚跟尽力抬起，两腿并拢，百会穴上顶，略有停顿，要掌握好平衡。脚跟下落时，咬牙，轻震地面，动作不要过急。

脚趾为足三阴、足三阳经交会之处，脚十趾抓地，可刺激足部有关经脉，调节相应脏腑的功能；同时，颠足可刺激脊柱与督脉，使全身脏腑经络气血通畅，阴阳平衡。颠足而立可发展小腿后部肌群力量，拉长足底肌肉、韧带，提高人体的平衡能力。此外，落地震动可轻度刺激下肢及脊柱各关节内外结构，并使全身肌肉得到放松复位，有助于解除肌肉紧张。

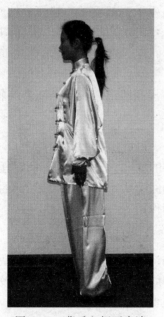 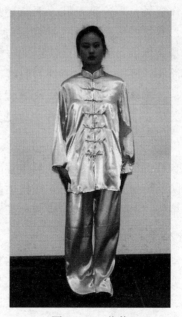

图5－9　背后七颠百病消　　　　图5－10　收势

收势（见图5－10）

动作一：接上式。两臂内旋，向两侧摆起，与髋同高，掌心向后；目视前方。

动作二：两臂屈肘，两掌相叠置于丹田处（男性左手在内，女性右手在内）；目视前方。

动作三：两臂自然下落，两掌轻贴于腿外侧；目视前方。

第四节　易筋经

易筋经，是我国民间早已流传的健身锻炼方法。从易筋经的名称来看，"易"者，变易、改变也；"筋"指筋肉、经筋；"经"指规范、方法。因此"易筋经"就是通过形体的牵引伸展、抻筋拔骨来锻炼筋骨、筋膜，调节脏腑经络，变易强壮身形的健身锻炼方法。易筋经相传为印度达摩和尚所创。宋元以前仅流传于少林寺僧众之中，自明清以来才日益流行，且演变为数个流派。这里择其精华介绍2003年由国家体育总局组织整理的《健身气功·易筋经》，共有十四势：预备势、韦驮献杵一势、韦驮献杵二势、韦驮献杵三势、摘星换斗势、倒拽九牛尾势、出爪亮翅势、九鬼拔马刀势、三盘落地势、青龙探爪势、卧虎扑食势、打躬势、掉尾势、收势。

一、功法特点

（一）动作舒展，抻筋拔骨

本功法的动作要领，不论是上肢、下肢还是躯干，都要求有较充分的屈伸、外展内收、扭转身体等运动，其目的就是通过"抻筋拔骨"，牵动经筋、经络，进而调节脏腑机能，畅通气血，达到强身健体的目的。就现代运动医学而言，通过充分的形体屈伸，牵拉人体各部位的大小肌群和筋膜，以及大小关节处的肌腱、韧带、关节囊等结缔组织，促进活动部位软组织的血液循环，改善软组织的营养代谢过程，提高肌肉、肌腱、韧带等软组织的柔韧性、灵活性和骨骼、关节、肌肉等组织的活动功能。

（二）引动脊柱，疏通夹脊

本功法通过脊柱的旋转屈伸运动以刺激背部的腧穴，疏通夹脊，和畅任督脉，调节脏腑机能，达到健身防病、益寿延年目的。现代运动医学认为，脊柱旋转屈伸的运动刺激调理了脊髓和神经根，增强了其对各器官的协调和控制作用。

（三）动静相兼，协调美观

本功法整套动作速度均匀和缓。动作刚柔相济，用力轻盈圆柔，不使蛮力，不僵硬。并且，本功法动作要求上下肢与躯体之间，肢体与肢体之间的左右上下，以及肢体左右的对称协调，彼此相随，密切配合，呈现出动作舒展连贯、柔畅协调的神韵。

二、练功要领

（一）精神放松，形神合一

本功法的习练，要求精神放松，意识平和。通过动作变化引导气的运行，做到神注桩中，意气相随。运用意念时，要注意用意要轻，似有似无，切忌刻意、执著。

（二）呼吸自然，动息相随

习练本功法时，要求呼吸自然、均匀流畅，不喘不滞，以利于身心放松、心气平和，使动作和呼吸始终保持柔和协调的关系。

（三）虚实相间，刚柔相兼

习练本功法，应做到刚与柔、虚与实相协调配合。因为，用力过"刚"，则会出现拙力、僵力，以至于影响气血的流通和运行；动作过"柔"，则会出现松懈、空乏，不能起到引动气机、抻筋拔骨的作用。

三、功法操作

预备势（见图 5-11）

动作一：两脚并拢站立，两手自然垂于体侧；下颏微收，百会虚领，唇齿合拢，舌自然平贴于上腭；目视前方。

动作二：全身放松，身体中正，呼吸自然，目光内含，心平气和。

第一式　韦驮献杵第一势（见图 5-12）

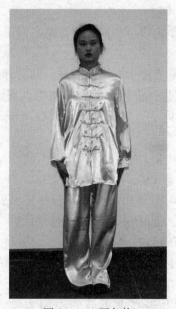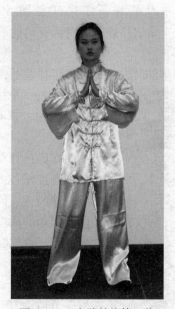

图 5-11　预备势　　　　图 5-12　韦驮献杵第一势

动作一：左脚向左侧开半步，约与肩同宽，两膝微屈，成开立姿势；两手自然垂于体侧。

动作二：两臂自体侧向前抬至前平举，掌心相对，指尖向前。

动作三、四：两臂屈肘，自然回收，指尖向斜前上方约30°，两掌合于胸前，掌根与膻中穴同高，虚腋；目视前下方。动作稍停。

操作提示：要求松肩虚腋。两掌合于胸前，应稍停片刻，以达气定神敛之功效。

本节动作通过神敛和两掌相合的动作，可起到气定神敛、均衡身体左右气机的作用。可改善神经、体液调节功能，有助于血液循环，消除疲劳。

第二式　韦驮献杵第二势（见图5-13）

动作一：接上式。两肘抬起，两掌伸平，手指相对，掌心向下，掌臂约与肩呈水平。

动作二：两掌向前伸展，掌心向下，指尖向前。

动作三：两臂向左右分开至侧平举，掌心向下，指尖向外。

动作四：五指自然并拢，坐腕立掌；目视前下方。

操作提示：两掌外撑，力在掌根。坐腕立掌时，脚趾抓地。自然呼吸，气定神敛。

本节通过伸展上肢和立掌外撑的动作导引，起到疏理上肢经络的作用，并具有调练心、肺之气，改善呼吸功能及气血运行的作用。此外，可提高肩、臂的肌肉力量，有助于改善肩关节的活动功能。

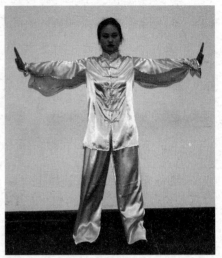

图5-13　韦驮献杵第二势

第三式　韦驮献杵第三势（见图5-14）

动作一：接上式。松腕，同时两臂向前平举内收至胸前平屈，掌心向下，掌与胸相距约一拳；目视前下方。

动作二：两掌同时内旋，翻掌至耳垂下，掌心向上，虎口相对，两肘外展，约与肩平。

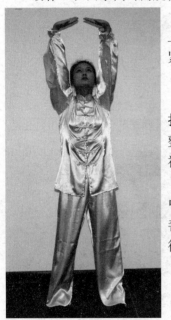

图5-14　韦驮献杵第三势

动作三：身体重心前移至前脚掌支撑，提踵；同时，两掌上托至头顶，掌心向上，展肩伸肘；微收下颏，舌抵上腭，咬紧牙关。

动作四：静立片刻。

操作提示：两掌上托时，前脚掌支撑，力达四肢，下沉上托，脊柱竖直，同时身体重心稍前移。年老或体弱者可自行调整两脚提踵的高度。上托时，意想通过"天门"贯注两掌，目视前下方，自然呼吸。

本式动作通过上肢撑举和下肢提踵的动作导引，可调理上、中、下三焦之气，并且将三焦及手足三阴之气全部发动。可改善肩关节活动功能及提高上下肢的肌肉力量，促进全身血液循环。

第四式　摘星换斗

左摘星换斗势（见图5-15）

动作一：接上式。两脚跟缓缓落地；同时，两手握拳，拳心向外，两臂下落至侧上举；随后两拳缓缓伸开变掌，掌心斜向下，全身放松；目视前方下方；身体左转；屈膝；同时，右臂上举经体前下摆至左髋关节外侧"摘星"，右掌自然张开；左臂经体侧下摆至体后，左手背轻贴命门；目视右掌。

动作二：直膝，身体转正；同时，右手经体前向额上摆至头顶右上方，松腕，肘微屈，掌心向下，手指向左，中指尖垂直于肩髃穴；左手背轻贴命门，意注命门；右臂上摆时眼随手走，定势后目视掌心；静立片刻，然后两臂向体侧自然伸展。

右摘星换斗势（见图5-16）

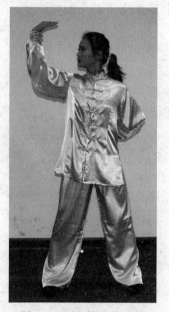 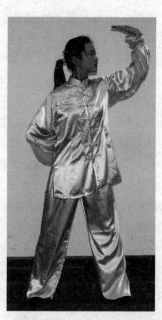

图5-15 左摘星换斗势　　图5-16 右摘星换斗势

右摘星换斗势与左摘星换斗势动作相同，唯方向相反。

操作提示：转身以腰带肩，以肩带臂；目视掌心，意注命门，自然呼吸；颈、肩病患者，动作幅度的大小可灵活掌握。

通过本势阳掌转阴掌（掌心向下）的动作导引，目视掌心，意存腰间命门，将发动的真气收敛，下沉入腰间两肾及命门，可达到壮腰健肾、延缓衰老的功效。此外，可增强颈、肩、腰等部位的活动功能。

第五式 倒拽九牛尾势

右倒拽九牛尾势（见图5-17、图5-18）

动作一：接上式。双膝微屈，身体重心右移，左脚向左侧后方约45°撤步；右脚跟内转，右腿屈膝成右弓步；同时，左手内旋，向前、向下划弧后伸，小指到拇指逐个相握成拳，拳心向上；右手向前上方划弧，伸至与肩平时小指到拇指逐个相握成拳，拳心向上，稍高于肩；目视右拳。

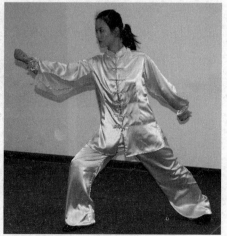

图5-17 右倒拽九牛尾势1

动作二：身体重心后移，左膝微屈；腰稍右转，以腰带肩，以肩带臂；右臂外旋，左臂内旋，屈肘内收；目视右拳。

动作三：身体重心前移，屈膝成弓步；腰稍左转，以腰带肩，以肩带臂，两臂放松前后伸展；目视右拳。

重复二至三动作三遍。

动作四：身体重心前移至右脚，左脚收回，右脚尖转正，成开立姿势；同时，两臂自然垂于体侧；目视前下方。

左倒拽九牛尾势（见图 5 - 19、图 5 - 20）

左倒拽九牛尾势与右倒拽九牛尾势动作、次数相同，唯方向相反。

操作提示：以腰带肩，以肩带臂，力贯双臂。腹部放松，目视拳心。前后拉伸，松紧适宜，并与腰的旋转紧密配合。后退步时，注意掌握重心，身体平稳。

本式通过腰的扭动，带动肩胛活动，可刺激背部夹脊、肺俞、心俞等穴，达到疏通夹脊和调练心肺之作用。此外，通过四肢上下协调活动，可改善软组织血液循环，提高四肢肌肉力量及活动功能。

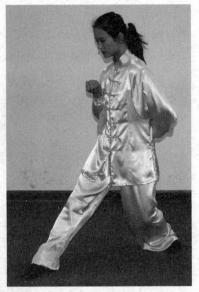

图 5 - 18　右倒拽九牛尾势 2

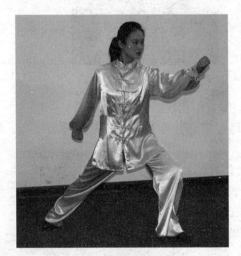

图 5 - 19　左倒拽九牛尾势 1

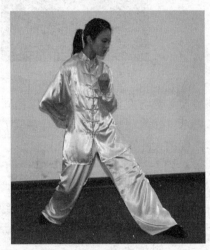

图 5 - 20　左倒拽九牛尾势 2

第六式　出爪亮翅势（见图 5 - 21）

动作一：接上式。身体重心移至左脚，右脚收回，成开立姿势；同时，右臂外旋，左臂内旋，摆至侧平举，两掌心向前，环抱至体前，随之两臂内收，两手变柳叶掌立于云门穴前，掌心相对，指尖向上；目视前下方。

动作二：展肩扩胸，然后松肩，两臂缓缓前伸，并逐渐转掌心向前，成荷叶掌，指尖向上；瞪目。

动作三：松腕，屈肘，收臂，立柳叶掌于云门穴；目视前下方。

重复二至三动作三到七遍。

操作提示：出掌时身体正直，瞪眼怒目，同时两掌运用内劲前伸，先轻如推窗，后重如排山；收掌时如海水还潮。注意出掌时为荷叶掌，收掌于云门穴时为柳叶掌；收掌时自然吸气，推掌时自然呼气。

中医认为"肺主气，司呼吸"，通过伸臂推掌、屈臂收掌、展肩扩胸的动作导引，可反复启闭云门、中府等穴，促进自然之清气与人体之真气在胸中交汇融合，达到改善呼吸功能及全身气血运行的作用，亦可提高胸背部及上肢肌肉力量。

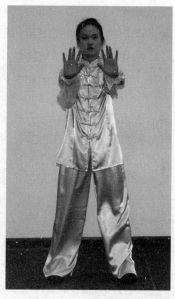

图 5 – 21　出爪亮翅势

第七式　九鬼拔马刀势

右九鬼拔马刀势（见图 5 – 22）

动作一：接上式。躯干右转；同时，右手外旋，掌心向上；左手内旋，掌心向下；随后右手由胸前内收经右腋下后伸，掌心向外；同时，左手由胸前伸至前上方，掌心向外；躯干稍左转；同时，右手经体侧向前上摆至头前上方后屈肘，由后向左绕头半周，掌心掩耳；左手经体左侧下摆至左后，屈肘，手背贴于脊柱，掌心向后，指尖向上；头右转，右手中指按压耳廓，手掌扶按玉枕；目随右手动，定势后视左后方。

动作二：身体右转，展臂扩胸；目视右上方，动作稍停。

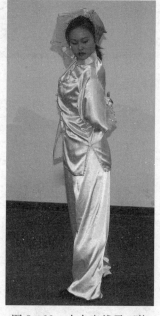 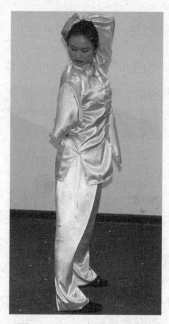

图 5 – 22　右九鬼拔马刀势　　图 5 – 23　左九鬼拔马刀势

动作三：屈膝；同时，上体左转，右臂内收，含胸；左手沿脊柱尽量上推；目视右脚跟，动作稍停，重复二至三动作三遍。

动作四：直膝，身体转正；右手向上经头顶上方向下至侧平举，同时，左手经体侧向上至侧平举，两掌心向下；目视前下方。

左九鬼拔马刀势（见图5－23）

左九鬼拔马刀势与右九鬼拔马刀势动作、次数相同，唯方向相反。

操作提示：动作对拔拉伸，尽量用力；身体自然弯曲转动，协调一致。扩胸展臂时自然吸气，松肩合臂时自然呼气。两臂内合、上抬时自然呼气，起身展臂时自然吸气。高血压、颈椎病患者和年老体弱者，头部转动的角度应小，且轻缓。

本式通过身体的扭曲、伸展等运动，使全身真气开、合、启、闭，脾胃得到摩动，肾得以强健；并具有疏通玉枕、夹脊等要穴的作用。可提高颈肩部、腰背部肌肉力量，有助于改善人体各关节的活动功能。

第八式　三盘落地势（见图5－24）

左脚向左侧开步，两脚距离约宽于肩，脚尖向前；目视前下方。

动作一：屈膝下蹲；同时，沉肩、坠肘，两掌逐渐用力下按至约与环跳穴同高，两肘微屈，掌心向下，指尖向外；目视前下方；同时，口吐"嗨"音，音吐尽时，舌尖向前轻抵上下牙之间，终止吐音。

动作二：翻掌，掌心向上，肘微屈，上托至侧平举；同时，缓缓起身直立；目视前方。

重复一至二动作三遍。第一遍微蹲；第二遍半蹲；第三遍全蹲。

操作提示：下蹲时，松腰、裹臀，两掌如负

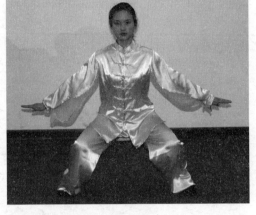

图5－24　三盘落地势

重物；起身时，两掌如托千斤重物。下蹲依次加幅度。年老和体弱者下蹲深度可灵活掌握，年轻体健者可半蹲或全蹲。下蹲与起身时，上体始终保持正直，不应前俯或后仰。吐"嗨"音时，口微张，上唇着力压龈交穴，下唇松，不着力于承浆穴，音从喉部发出。瞪眼闭口时，舌抵上腭，身体中正安舒。

本式通过下肢的屈伸活动，配合口吐"嗨"音，使体内真气在胸腹间相应地降、升，达到心肾相交、水火既济。此外，亦可增强腰腹及下肢力量，起到壮丹田之气、强腰固肾的作用。

第九式　青龙探爪势

左青龙探爪势（见图5－25）

动作一：接上式。左脚收回半步，约与肩同宽；两手握固，两臂屈肘内收至腰间，拳轮贴于章门穴，拳心向上；目视前下方；然后右拳变掌，右臂伸直，经下向右侧外展，略低于肩，掌心向上；目随手动。

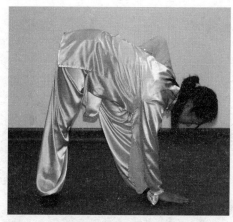

图 5-25 左青龙探爪势

动作二：右臂屈肘、屈腕，右掌变"龙爪"，指尖向左，经下颏向身体左侧水平伸出，目随手动；躯干随之向左转约90°；目视右掌指所指方向。

动作三："右爪"变掌，随之身体左前屈，掌心向下按至左脚外侧；目视下方；躯干由左前屈转至右前屈，并带动右手经左膝或左脚前划弧至右膝或右脚外侧，手臂外旋，掌心向前，握固；目随手动视下方。

动作四：上体抬起，直立；右拳随上体抬起收于章门穴，拳心向上；目视前下方。

右青龙探爪势

右青龙探爪势与左青龙探爪势动作相同，唯方向相反。

操作提示：

1. 伸臂探"爪"，下按划弧，力注肩背，动作自然、协调，一气呵成。

2. 目随"爪"走，意存"爪"心。

3. 年老和体弱者前俯下按或划弧时，可根据自身状况调整幅度。

中医认为"两胁属肝""肝藏血，肾藏精"，二者同源。通过转身、左右探爪及身体前屈，可使两胁交替松紧开合，达到疏肝理气、调畅情志的功效。同时可改善腰部及下肢肌肉的活动功能。

第十式 卧虎扑食势

左卧虎扑食势（见图5-26）

动作一：接上式。右脚尖内扣约45°，左脚收至右脚内侧成丁步；同时，身体左转约90°；两手握固于腰间章门穴不变；目随转体视左前方。

动作二：左脚向前迈一大步，成左弓步；同时，两拳提至肩部云门穴，并内旋变"虎爪"，向前扑按，如虎扑食，肘稍屈；目视前方。

动作三：躯干由腰到胸逐节屈伸，重心随之前后适度移动；同时，两手随躯干屈伸向下、向后、向上、向前绕环一周；随后上体下俯，两"爪"下按，十指着地；后腿屈膝，脚趾着地；前脚跟稍抬起；随后塌腰、挺胸、抬头、瞪目；动作稍停，目视前上方。

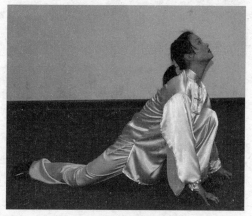

图 5-26 左卧虎扑食势

年老体弱者可俯身，两"爪"向前下按至左膝前两侧，顺势逐步塌腰、挺胸、抬头、瞪目。动作稍停。

动作四：起身，双手握固收于腰间章门穴；身体重心后移，左脚尖内扣约135°；身体重心左移；同时，身体右转180°，右脚收至左脚内侧成丁步。

右卧虎扑食势

右卧虎扑食势与左卧虎扑食势动作相同，唯方向相反。

操作提示：用躯干的蠕动带动双手前扑绕环。抬头、瞪目时，力达指尖，腰背部成反弓形。年老和体弱者可根据自身状况调整动作幅度。

中医认为"任脉为阴脉之海"，统领全身阴经之气。通过虎扑之势，身体的后仰，胸腹的伸展，可使任脉得以疏伸及调养，同时可以调和手足三阴之气。本式亦可改善腰腿肌肉活动功能，起到强健腰腿的作用。

第十一式　打躬势（见图5-27）

动作一：接上式。起身，身体重心后移，随之身体转正；右脚尖内扣，脚尖向前，左脚收回，成开立姿势；同时，两手随身体左转放松，外旋，掌心向前，外展至侧平举后，两臂屈肘，两掌掩耳，十指扶按枕部，指尖相对，以两手食指弹拨中指击打枕部7次（即鸣天鼓）；目视前下方。

动作二：身体前俯由头经颈椎、胸椎、腰椎、骶椎，由上向下逐节缓缓牵引前屈，两腿伸直；目视脚尖，停留片刻。

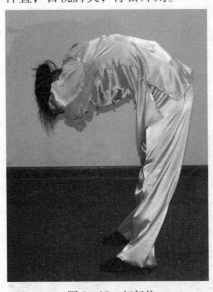

图5-27　打躬势

动作三：由骶椎至腰椎、胸椎、颈椎、头，由下向上依次缓缓逐节伸直后成直立；同时两掌掩耳。十指扶按枕部，指尖相对；目视前下方。

重复二至三动作三遍，逐渐加大身体前屈幅度，并稍停。第一遍前屈小于90°，第二遍前屈约90°，第三遍前屈大于90°。年老体弱者可分别前屈约30°、45°、90°。

操作提示：体前屈时，直膝，两肘外展；体前屈时，脊柱自颈向前拔伸卷曲如勾；后展时，从尾椎向上逐节伸展；年老和体弱者可根据自身状况调整前屈的幅度。

中医认为"督脉为阳脉之海"，总督一身阳经之气。通过头、颈、胸、腰、骶椎逐节牵引屈、伸，背部的督脉得到充分锻炼，可使全身经气发动，阳气充足，身体强健。本式亦可改善腰背及下肢的活动功能，强健腰腿。而"鸣天鼓"则有醒脑、聪耳、消除大脑疲劳功效。

第十二式　掉尾势（见图5-28）

接上式。起身直立后，两手猛然拔离开双耳（即拔耳）。手臂自然前伸，十指交叉相握，掌心向内；屈肘，翻掌前伸，掌心向外；然后屈肘，转掌心向下内收于胸前；身体前屈塌腰、抬头，两手交叉缓缓下按；目视前方。年老和体弱者身体前屈，抬头，两掌缓缓下按可至膝前。

动作一：头向左后转，同时，臀向左前扭动；目视尾闾。

动作二：两手交叉不动，放松还原至体前屈。

动作三：头向右后转，同时，臀向右前扭动；目视尾闾。

动作四：两手交叉不动，放松还原至体前屈。

重复一至四动作三遍。

操作提示：转头扭臀时，头与臀部做相向运动。高血压、颈椎病患者和年老体弱者，头部动作应小而轻缓。另外，应根据自身情况调整身体前屈和臀部扭动的幅度和次数。配合动作，自然呼吸，意识专一。

本式通过体前屈及抬头、掉尾的左右屈伸运动，可使任、督二脉及全身经脉在此前各势动作锻炼的基础上得以调和，练功后全身舒适、轻松。可强化腰背肌肉力量，有助于改善脊柱各关节和肌肉的活动功能。

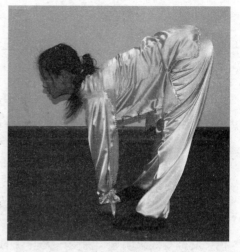

图 5-28 掉尾势

收势（见图 5-29、图 5-30）

动作一：接上式。两手松开，两臂外旋；上体缓缓直立；同时，两臂伸直外展成侧平举，掌心向上，随后两臂上举，肘微屈，掌心向下；目视前下方。

动作二：松肩，屈肘，两臂内收，两掌经头、面、胸前下引至腹部，掌心向下；目视前下方。

重复一至二动作三遍。

两臂放松还原，自然垂于体侧；左脚收回，并拢站立；舌抵上腭；目视前方。

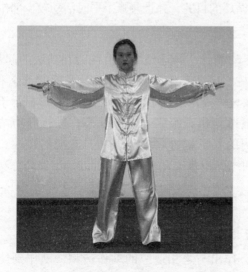

图 5-29 收势 1

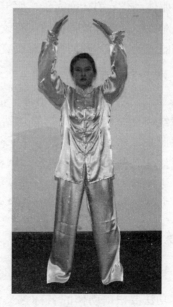

图 5-30 收势 2

第五节　五禽戏

　　五禽戏是以形体运动为主，辅以呼吸吐纳与意念配合的导引类功法，是一套具有浓郁民族传统文化风格特色的中医健身功法。它是模仿五种禽兽——虎、鹿、熊、猿、鸟的动作编创而成。该功法最早出自东汉末年的名医华佗及其弟子吴普，据传是根据《吕氏春秋》上所说的"流水不腐，户枢不蠹，动也；形气亦然"的理论与《淮南子》中的六个动物动作创编的。五禽戏动功历史悠久，几近两千年，是现存最早的整套完整功法。

　　2003年国家体育总局组织专家在传统"五禽戏"基础上整理编创了"健身气功·五禽戏"。新整理的"健身气功·五禽戏"既保留了传统"五禽戏"的精华，又融入了现代特色，其健身效果明显，深受广大群众的喜爱。

一、功法特点

（一）模仿五禽，神形兼备

　　本功法以模仿动物的形态动作，以动为主，通过形体动作的导引，引动气机的升降开合，并且将动物的神韵寓于外形动作中，使之具有虎之威猛、鹿之安适、熊之沉稳、鸟之轻捷、猿之灵巧。

（二）活动全面，大小兼顾

　　本功法躯体动作导引全面完善，躯干运动包括前俯、后仰、侧屈、拧转、开合、缩放等不同的姿势，对脊柱、督脉及背部腧穴有较好的运动调节作用。同时本功法还特别注重手指、脚趾等小关节的运动，以达到加强末端血液循环的目的，并且兼顾了平时活动较少部位的锻炼。

（三）动静结合，练养相兼

　　本功法虽以动功为主，舒展形体、活动筋骨、畅通经络，但同时在功法的起势和收势，以及每一戏结束后，配以短暂的静功站桩，以诱导练功者进入相对平稳的状态和"五禽"的意境，以此来调整气息、宁静心神。在具体操作过程中，肢体运动时，形显示于外，但意识、神韵贯注于动作中，排除杂念，思想达到相对的"入静"状态；进行静功站桩时，虽然形体处于安静状态，但是能体会到体内的气息运行以及"五禽"意境的转换。动与静的有机结合，两个阶段相互交替出现，起到练养相兼的互补作用，可进一步提高练功效果。

二、练功要领

（一）动作到位，气息相随

　　习练本功法要根据动作的名称含义，作出与之相适应的动作造型，动作到位，合乎规范。尤其要注意动作的起落、高低、轻重、缓急，做到动作灵活柔和、连贯流畅。并且注意呼吸和动作的协调配合，遵循起吸落呼、开吸合呼、先吸后呼、蓄吸发呼的原则。

（二）以理作意，凸现神韵

习练本功法时，要注意揣摩"五禽"的习性和神态。以理作意，逐步进入"五禽"的意境之中。如练虎戏时，意想自己是深山中的猛虎，伸展肢体，抓捕食物，以凸显虎之威猛气势；练鹿戏时，要意想自己是原野上的梅花鹿，众鹿戏抵，伸足迈步，轻捷舒展，以凸显鹿轻捷舒展、自由奔放之神韵；练熊戏时，要意想自己是山林中的黑熊，转腰运腹，步履沉稳，憨态可掬，以凸显熊憨厚刚直的神韵；练猿戏时，要意想自己是置身于山中灵猴之中，轻松活泼、机灵敏捷，以凸显猿灵活敏捷的神韵；练鸟戏时，要意想自己是湖边仙鹤，轻盈漫步，昂首挺立，展翅翱翔，以凸显鹤轻盈潇洒的神韵。

三、功法操作

预备式　起势调息（见图 5–31）

动作一：两脚并拢，自然伸直；两手自然垂于体侧；胸腹放松，头项正直，下颌微收，舌抵上腭；目视前方。

动作二：左脚向左平开一步，稍宽于肩，两膝微屈，松静站立；调息数次，意守丹田。

动作三：肘微屈，两臂在体前向上、向前平托，与胸同高。

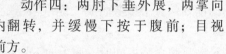

图 5–31　起势调息

动作四：两肘下垂外展，两掌向内翻转，并缓慢下按于腹前；目视前方。

重复三、四动作两遍后，两手自然垂于体侧。

（一）虎戏

虎戏包括虎举和虎扑两个动作。在神韵的体现上要表现出作为百兽之王——虎的威猛：神发于目，虎视眈眈；威生于爪，伸缩有力；神威并重，气势凌人。酣睡中醒来的猛虎，虎目圆睁，伸展肢体，长长地伸个懒腰，活动利爪，振作精神。随后开始了一天的生活，沿着山路奔跑，忽而引腰前伸，忽而前扑下按，神威之中包含无限柔情，娱乐之余体现如山气势。

1. 虎举

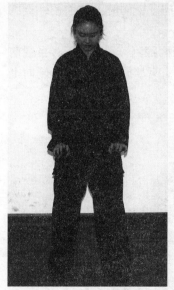

图 5–32　虎举 1

动作一：接上式。两手掌心向下，十指撑开，再弯曲成虎爪；目视两掌（图 5–32）。

动作二：随后，两手外旋，由小指先弯曲，其余四指依次弯曲握紧成拳，两拳沿体前缓慢上提。至肩前时，十指撑开，举至头上方再弯曲成虎爪状；目视两拳（图 5–33）。

动作三：两掌外旋握拳，掌心相对；目视两拳。

动作四：两拳下拉至肩前时，变掌下按。沿体前下落至腹前，十指撑开，掌心向下；目视两掌（图5－34）。

　　重复一至四动作三遍后，两手自然垂于体侧；目视前方（图5－35）。

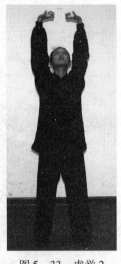
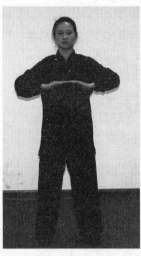
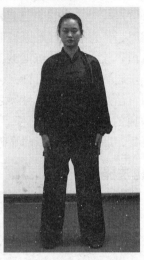

图5－33　虎举2　　　　　图5－34　虎举3　　　　　图5－35　虎举4

2. 虎扑

　　动作一：接上式。两手握空拳，沿身体两侧上提至肩前上方（图5－36）。

　　动作二：两手向上、向前划弧，十指弯曲成"虎爪"，掌心向下；同时上体前俯，挺胸塌腰；目视前方（图5－37）。

　　动作三：两腿屈膝下蹲，收腹含胸；同时，两手向下划弧至两膝侧，掌心向下；目视前下方（图5－38）。随后，两腿伸膝，送髋，挺腹，后仰；同时，两掌握空拳，沿体侧向上提至胸侧；目视前上方（图5－39）。

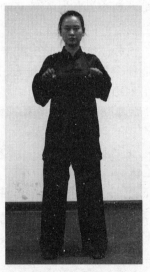
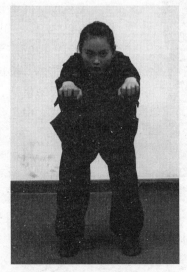

图5－36　虎扑1　　　　　图5－37　虎扑2

动作四：左腿屈膝提起，两手上举（图5-40）。左脚向前迈出一步，脚跟着地，右腿屈膝下蹲，成左虚步；同时上体前倾，两拳变"虎爪"向前、向下扑至膝前两侧，掌心向下；目视前下方（图5-41）。随后上体抬起，左脚收回，开步站立；两手自然下落于体侧；目视前方（图5-42）。

动作五至动作八：同动作一至动作四，唯左右相反。

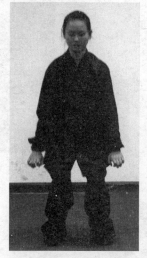 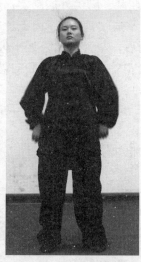 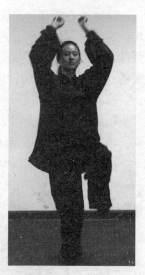

图5-38　虎扑3　　　　　图5-39　虎扑4　　　　　图5-40　虎扑5

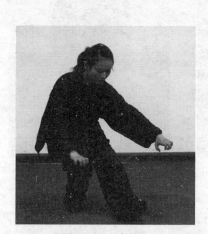 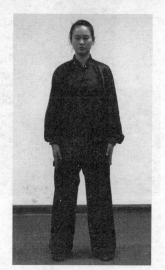

图5-41　虎扑6　　　　　图5-42　虎扑7

（二）鹿戏

鹿喜挺身眺望，好角抵，运转尾闾，善奔走，通任、督两脉。习练"鹿戏"时，动作要轻盈舒展，神态要安闲雅静，意想自己置身于群鹿中，在山坡、草原上自由快乐地活动。

1. 鹿抵

动作一：接上式；两腿微屈，身体重心移至右腿，左脚经右脚内侧向左前方迈步，脚跟着地；同时，身体稍右转；两掌握空拳，向右侧摆起，拳心向下，高与肩平；目随手动，视右拳（图5－43）。

动作二：身体重心前移；左腿屈膝，脚尖外展踏实；右腿伸直蹬实；同时，身体左转，两掌成"鹿角"，向上、向左、向后划弧，掌心向外，指尖朝后，左臂弯曲外展平伸，肘抵靠左腰侧；右臂举至头前，向左后方伸抵，掌心向外，指尖朝后；目视右脚跟（图5－44）。随后，身体右转，左脚收回，开步站立；同时两手向上、向右、向下划弧，两掌握空拳下落于体前；目视前下方（图5－45）。

动作三、四：同动作一、二，唯左右相反。

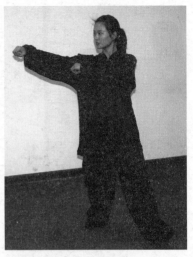

图5－43　鹿抵1

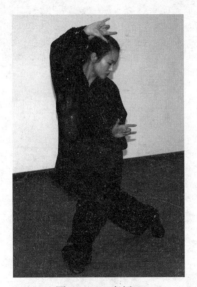

图5－44　鹿抵2

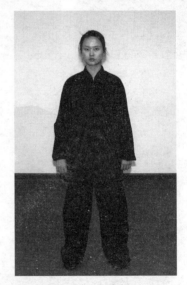

图5－45　鹿抵3

2. 鹿奔

动作一：接上式。左脚向前跨一步，屈膝，右腿伸直成左弓步；同时，两手握空拳，向上、向前划弧至体前，屈腕，高与肩平，与肩同宽，拳心向下；目视前方（图5－46）。

动作二：身体重心后移；左膝伸直，全脚掌着地；右腿屈膝；低头，弓背，收腹；同时，两臂内旋，两掌前伸，掌背相对，拳变"鹿角"（图5－47）。

动作三：身体重心前移，上体抬起；右腿伸直，左腿屈膝，成左弓步；松肩沉肘，两臂外旋，"鹿角"变空拳，高与肩平，拳心向下；目视前方（图5－48）。

动作四：左脚收回，开步直立；两拳变掌，回落于体侧；目视前方（图5－49）。

动作五至动作八：同动作一至动作四，唯左右相反。

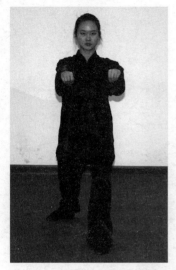
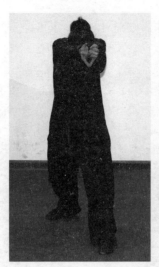

图5－46　鹿奔1　　　　　　　　　　　　图5－47　鹿奔2

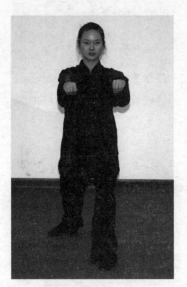
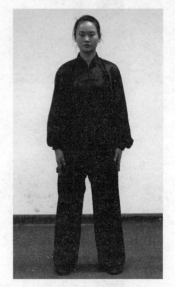

图5－48　鹿奔3　　　　　　　　　　　　图5－49　鹿奔4

（三）熊戏

"熊戏"要表现出熊憨厚沉稳、松静自然的神态。运势外阴内阳，外动内静，外刚内柔，以意领气，气沉丹田；行步外观笨重拖沓，其实笨中生灵，蕴含内劲，沉稳之中显灵敏。

1. 熊运

动作一：接上式。两掌握空拳成"熊掌"，拳眼相对，垂于下腹部；目视两拳（图5-50）。

动作二：以腰、腹为轴，上体做顺时针摇晃；同时，两拳随之沿右肋部、上腹部、左肋部、下腹部划圆；目随上体摇晃环视（图5-51、图5-52）。

动作三、四：同动作一、二。

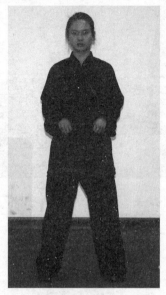

图5-50 熊运1

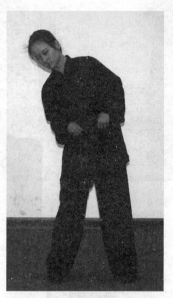

图5-51 熊运2

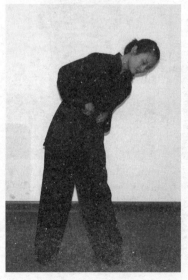

图5-52 熊运3

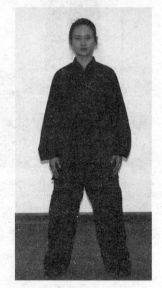

图5-53 熊运4

动作五至动作八：同动作一至动作四，唯左右相反，上体做逆时针摇晃，两拳亦随之划圆。

做完最后一动作，两拳变掌下落，自然垂于体侧；目视前方（图5－53）。

2. 熊晃：

动作一：接上式。身体重心右移；左髋上提，牵动左脚离地，再微屈左膝；两掌握空拳成"熊掌"；目视左前方（图5－54）。

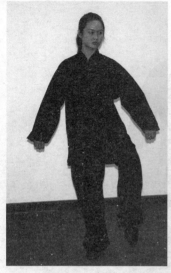

图5－54 熊晃1

动作二：身体重心前移；左脚向左前方落地，全脚掌踏实，脚尖朝前，右腿伸直；身体右转，左臂内旋前靠，左拳摆至左膝前上方，拳心朝左；右拳摆至体后，拳心朝后；目视左前方（图5－55）。

动作三：身体左转，重心后坐；右腿屈膝，左腿伸直；拧腰晃肩，带动两臂前后弧形摆动；右拳摆至左膝前上方，拳心朝右；左拳摆至体后，拳心朝后；目视左前方（图5－56）。

动作四：身体右转，重心前移；左腿屈膝，右腿伸直；同时，左臂内旋前靠，左拳摆至左膝前上方，拳心朝左；右拳摆至体后，拳心朝后；目视左前方（图5－57）。

动作五至动作八：同动作一至动作四，唯左右相反。

重复一至八动作一遍后，左脚上步，开步站立；同时，两手自然垂于体侧。

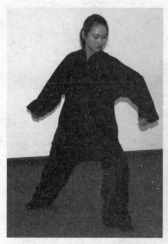

图5－55 熊晃2

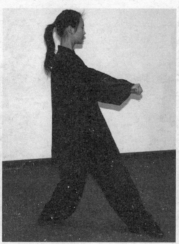

图5－56 熊晃3

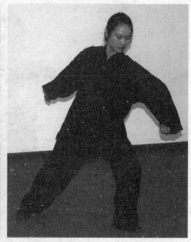

图5－57 熊晃4

（四）猿戏

猿生性好动，机智灵敏，善于纵跳，折枝攀树，躲躲闪闪，永不疲倦。习练"猿戏"时，外练肢体的轻灵敏捷，欲动则如疾风闪电，迅敏机警；内练精神的宁静，欲静则似静月凌空，万籁无声，从而达到"外动内静""动静结合"的境界。

1. 猿提

动作一：接上式。两掌在体前，手指伸直分开，再屈腕撮拢捏紧成"猿钩"（图5-58）。

动作二：两掌上提至胸，两肩上耸，收腹提肛；同时，脚跟提起，头向左转；目随头动，视身体左侧（图5-59）。

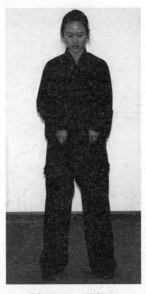 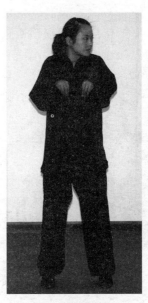

图5-58　猿提1　　　　　图5-59　猿提2

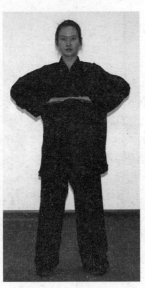 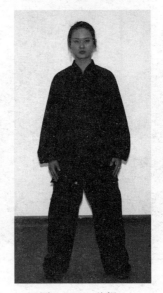

图5-60　猿提3　　　　　图5-61　猿提4

动作三：头转正，两肩下沉，松腹落肛，脚跟着地；"猿钩"变掌，掌心向下；目视前方（图5-60）。

动作四：两掌沿体前下按落于体侧；目视前方（图 5 - 61）。

动作五至动作八：同动作一至动作四，唯左右相反。

2. 猿摘

动作一：接上式。左脚向后方退步，脚尖点地，右腿屈膝，重心落于右腿；同时，左臂屈肘，左掌成"猿钩"收至左腰侧；右掌向右前方自然摆起，掌心向下（图 5 - 62）。

动作二：身体重心后移；左脚踏实，屈膝下蹲，右脚收至左脚内侧，脚尖点地，成右丁步；同时，右掌向下经腹前向左上方划弧至头左侧，掌心对太阳穴；目先随右掌动，再转头注视右前上方（图 5 - 63）。

动作三：右掌内旋，掌心向下，沿体侧下按至左髋侧；目视右掌。右脚向右前方迈出一大步，左腿蹬伸，身体重心前移；右腿伸直，左脚脚尖点地；同时，右掌经体前向右上方划弧，举至右上侧变"猿钩"，稍高于肩；左掌向前、向上伸举，屈腕撮钩，成采摘势；目视左掌（图 5 - 64）。

动作四：身体重心后移；左掌由"猿钩"变为"握固"；右手变掌，自然回落于体前，虎口朝前。随后，左腿屈膝下蹲，右脚收至左脚内侧，脚尖点地，成右丁步；同时，左臂屈肘收至左耳旁，掌指分开，掌心向上，成托桃状；右掌经体前向左划弧至左肘下捧托；目视左掌（图 5 - 65）。

动作五至动作八：同动作一至动作四，唯左右相反。

重复一至八动作一遍后，左脚向左横开一步，两腿直立；同时，两手自然垂于体侧。

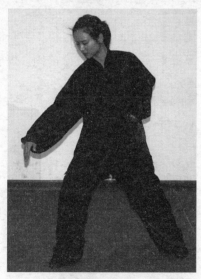
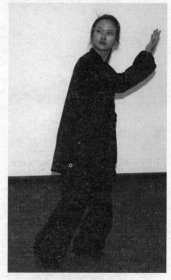

图 5 - 62 猿摘 1   图 5 - 63 猿摘 2

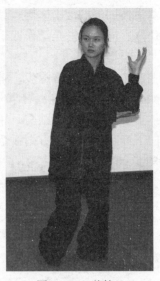

图 5-64　猿摘 3　　　　图 5-65　猿摘 4

（五）鸟戏

鸟戏取形于鹤。鹤是轻盈安详的鸟类，人们对它进行描述时往往寓意它的健康长寿。习练时，要表现出鹤的昂然挺拔、悠然自得的神韵。仿效鹤翅飞翔，抑扬开合。两臂上提，伸颈运腰，真气上引；两臂下合，含胸松腹，气沉丹田。活跃周身经络，灵活四肢关节。

1. 鸟伸

动作一：接上式。两腿微屈下蹲，两掌在腹前相叠（图 5-66）。

动作二：两掌向上举至头前上方，掌心向下，指尖向前；身体微前倾，提肩，缩项，挺胸，塌腰；目视前下方（图 5-67）。

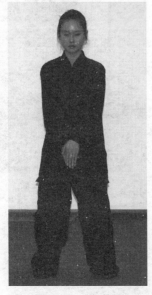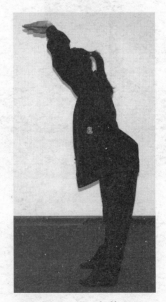

图 5-66　鸟伸 1　　　　图 5-67　鸟伸 2

动作三：两腿微屈下蹲；同时，两掌相叠下按至腹前；目视两掌（图5-68）。

动作四：身体重心右移；右腿蹬直，左腿伸直向后抬起；同时，两掌左右分开，掌成"鸟翅"，向体侧后方摆起，掌心向上；抬头，伸颈，挺胸，塌腰；目视前方（图5-69）。

动作五至动作八：同动作一至动作四，唯左右相反。

重复一至八动作一遍后，左脚下落，两脚开步站立，两手自然垂于体侧；目视前方。

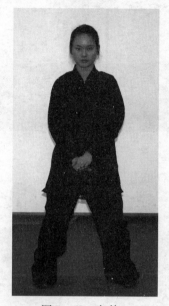 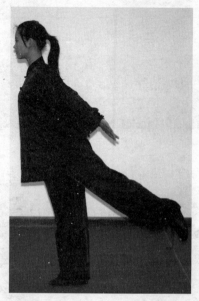

图5-68 鸟伸3　　　　　　　　图5-69 鸟伸4

2. 鸟飞

接上式。两腿微屈；两掌成"鸟翅"合于腹前，掌心相对；目视前下方（图5-70）。

动作一：右腿伸直独立，左腿屈膝提起，小腿自然下垂，脚尖朝下；同时，两掌成展翅状，在体侧平举向上，稍高于肩，掌心向下；目视前方（图5-71）。

动作二：左脚下落在右脚旁，脚尖着地，两腿微屈；同时，两掌合于腹前，掌心相对；目视前下方（图5-72）。

动作三：右腿伸直独立，左腿屈膝提起，小腿自然下垂，脚尖朝下；同时，两掌经体侧，向上举至头顶上方，掌背相对，指尖向上；目视前方（图5-73）。

动作四：左脚下落在右脚旁，全脚掌着地，两腿微屈；同时，两掌合于腹前，掌心相对；目视前下方（图5-74）。

动作五至动作八：同动作一至动作四，唯左右相反。

重复一至八动作一遍后，两掌向身体侧前方举起，与胸同高，掌心向上；目视前方。屈肘，两掌内合下按，自然垂于体侧；目视前方。

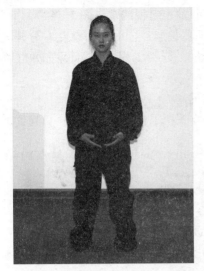

图 5-70　鸟飞 1

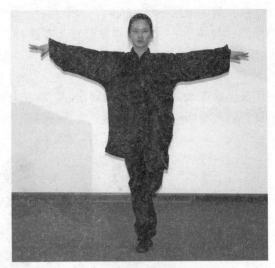

图 5-71　鸟飞 2

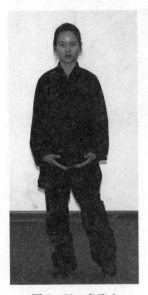

图 5-72　鸟飞 3

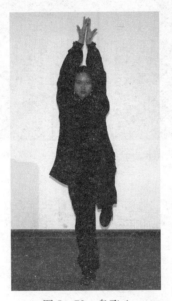

图 5-73　鸟飞 4

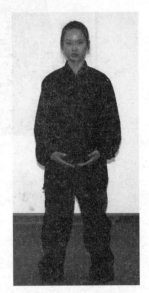

图 5-74　鸟飞 5

第六节　六字诀

　　六字诀，又称六字气诀，是以呼吸吐纳为主要手段的中医健身方法。六字诀现存文献最早见于梁代陶弘景所著的《养性延命录》中。陶弘景之后，有关六字诀的功理功法及其应用历代都有不少发展和补充。唐代孙思邈的《千金方》、汪昂的《医方集解》、龚廷贤的《寿世保元》、冷谦的《妙龄修后》都是功理功法的说明。从古代文献资料和现存的各种六字诀相关功法内容分析，六字诀流传至今，在功法上已形成了较为稳定的功法体系，即功法理论保持了唐宋以来以中医五行五脏学说为理论基础，对呼吸口型及发音有了较明确的规范，肢体的动作导引与意念导引遵循中医经络循行规律。该功法是根据中医藏象学说理论，通过呼吸吐纳和意念及肢体的导引，配合特定的发音，来调整与控制体内气息的升降出入，从而达到调整脏腑气机平衡的作用。

2003 年国家体育总局组织国内专家对传统的各种六字诀功法与文献进行了大量整理与研究，结合现代社会的特点和全民健身运动的需要，编创了一套具有时代特征的健身功法——"健身气功·六字诀"。

一、功法特点

（一）音声引气，协调脏腑

本功法在导引呼吸吐纳的同时，通过特定的发音来引动与调整体内气机的升降出入。以"嘘、呵、呼、呬、吹、嘻"六种不同的特殊发音，分别与人体肝、心、脾、肺、肾、三焦六个脏腑相联系，从而达到调整脏腑气机的作用。在六字的对音和口型方面有其相应特殊规范，在众多的健身功法中独具特色。

在实践应用中，需要根据不同的健身及康复目的，采用不同的六字吐音顺序。在习练六字诀中，若以治病为主要目的，应以五行相克的顺序习练：呵→呬→嘘→呼→吹→嘻；若以养生为主要目的长期习练，则应按五行相生的顺序：嘘→呵→呼→呬→吹→嘻。"健身气功·六字诀"当用后者。

（二）吐纳导引，相须相成

本功法在注重呼吸吐纳、发音的同时，配合相应的动作导引，发音、呼吸、动作导引协调一致，相须相成，浑然一体，共同起到畅通经络气血、调整脏腑机能的作用。

（三）动静结合，练养相兼

本功法动作舒展大方、柔和协调，如行云流水，婉转连绵，具有人在气中、气在人中的神韵，表现出独特的宁静与和谐之美。同时，功法要求吐气发音匀细柔长，加上动作中的静立养气，动中有静、静中有动，动静结合，练养相兼，既练气，又养气。

二、练功要领

"健身气功·六字诀"是以呼吸吐纳为主要手段，并配以简单导引动作的气功健身方法。在习练中，应掌握以下要领：

（一）发音准确，体会气息

发音是六字诀独特的练功方法，因此练功时，必须按发音口形的要求，校准口形。因为六字诀发音时，口腔产生特定的六种气息运动方式，进而影响到内气与相应的脏腑机能，因此，发音规范、口型准确是练好六字诀的关键。另外，习练者初学时，可采用吐气出声发音的方法，既可校正口型和发音，又可避免憋气；在练习熟练后，可以逐渐过渡为吐气轻声发音，渐至匀细柔长。

（二）形神合一，意息相随

本功法强调意念与舒缓圆活的动作、匀细柔长的吐气发声相结合，寓意于气（呼吸），寓意于形，不过分强调意念活动。习练时要注意协调自然，勿忘勿助。倘若用意过重，则易导致动作僵硬、呼吸急促，反而达不到松静自然的要求。同时，在形体上也要放松自然，不要过多注意肢体运动的幅度，形松神静才能使呼吸渐缓、脉搏频率降低，使气机的升降开合调整到最佳状态。如果心意过重，导致肢体动作僵硬，必然破坏机体的内部平衡，也就达不到调整气机的作用。在本功法中"吐纳为主，导引为辅"的要求，就是讲两者间的有机结合，而不是简单的"吐纳加导引"。

（三）注意呼吸，用意轻微

习练六字诀时要注意呼吸的配合。练功预备时，先自然呼吸，待心平气和、呼吸匀细后，进一步调整为腹式呼吸。吸气时将气引深，两唇轻合，舌抵上腭，膈肌下降，由胸腔沉入腹部，腹部自然隆起，腹肌放松，空气自然吸入，全身所有肌肉都要放松，思想也随之松弛。呼吸时要注意微微用意，有意无意，做到吐唯嬉戏，纳唯绵绵。切不可着意用力使腹部鼓胀或紧张收缩，影响气机的流行。

（四）动作松柔舒缓，协调配合

本功法是以呼吸吐纳为主，同时又辅以动作导引的功法。动作导引有活动关节、强筋健骨的作用。习练时要注意与呼吸吐纳、吐气发声的协调配合，动作要做到松、柔、舒、缓，以不破坏呼吸吐纳和吐气发声的匀细柔长为基本规律。

三、功法操作

预备势

两脚平行站立，约与肩同宽，两膝微屈；头正颈直，下颏微收，竖脊含胸；两臂自然下垂，周身中正；唇齿合拢，舌尖放平，轻贴上腭；目视前下方（图5－75）。

动作要点：

1. 鼻吸鼻呼，自然呼吸。
2. 面带微笑，思想安静，全身放松。

起势

动作一：接上式。屈肘，两掌十指相对，掌心向上，缓缓上托至胸前，约与两乳同高；目视前方（图5－76）。

动作二：两掌内翻，掌心向下，缓缓下按，至肚脐前；目视前下方（图5－77）。

动作三：微屈膝下蹲，身体后坐；同时，两掌内旋外翻，缓缓向前拨出，至两臂撑圆（图5－78）。

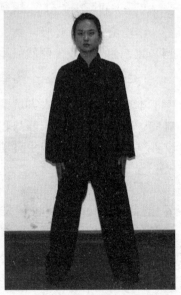

图5－75 预备势

　　动作四：两掌外旋内翻，掌心向内。起身，两掌缓缓收拢至肚脐前，虎口交叉相握轻覆肚脐；静养片刻，自然呼吸；目视前下方（图5-79）。

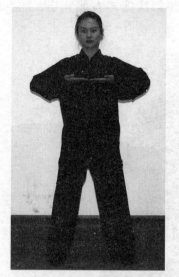 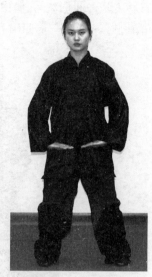

图5-76　起势1　　　　　　　　　图5-77　起势2

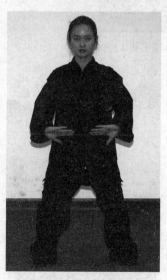 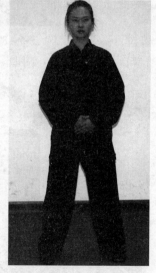

图5-78　起势3　　　　　　　　　图5-79　起势4

动作要点：

1. 鼻吸鼻呼。

2. 两掌上托时吸气，下按、向前拨出时呼气，收拢时吸气。

　　第一式　嘘（xū）字诀

　　动作一：接上式。两手松开，掌心向上，小指轻贴腰际，向后收到腰间；目视前下方。（图5-80）两脚不动，身体左转90°；同时，右掌由腰间缓缓向左侧穿出，约与肩同高，并配合口吐"嘘"字音；两目渐渐圆睁，目视右掌伸出方向（图5－81）。

动作二：右掌沿原路收回腰间；同时身体转回正前方；目视前下方。

动作三：身体右转90°；同时，左掌由腰间缓缓向右侧穿出，约与肩同高，并口吐"嘘"字音；两目渐渐圆睁，目视左掌伸出方向（图5－82）。

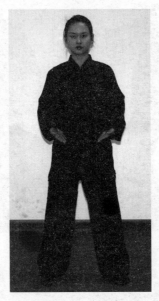

图5－80　嘘字诀1

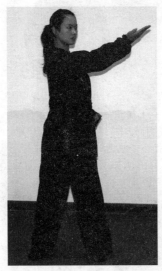　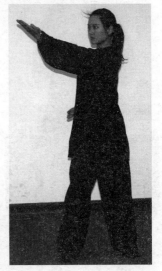

图5－81　嘘字诀2　　　图5－82　虚字诀3

动作四：左掌沿原路收回腰间，同时，身体转回正前方；目视前下方。

如此左右穿掌各3遍。本式共吐"嘘"字音6次。

动作要点：

1. "嘘"字吐气法："嘘"字音 xū，属牙音。发音吐气时，嘴角后引，槽牙上下相对，中留缝隙，槽牙与舌边亦有空隙。发声吐气时，气从槽牙间、舌两边的空隙中呼出体外。

2. 穿掌时口吐"嘘"字音，收掌时鼻吸气，动作与呼吸应协调一致。

第二式 呵（hē）字诀

动作一：接上式。吸气，同时两掌小指轻贴腰际微上提，指尖朝向斜下方；目视前下方。屈膝下蹲，同时，两掌缓缓向前下约45°方向插出，两臂微屈；目视两掌（图5－83）。

动作二：微微屈肘收臂，两掌小指一侧相靠，掌心向上，成"捧掌"，约与肚脐相平；目视两掌心（图5－84）。

动作三：两膝缓缓伸直；同时屈肘，两掌捧至胸前，掌心向内，两中指约与下颏同高；目视前下方（图5－85）。

动作四：两肘外展，约与肩同高；同时，两掌内翻，掌指朝下，掌背相靠。然后，两掌缓缓下插；目视前下方（图5－86）。从插掌开始，口吐"呵"字音。

动作五：两掌下插至肚脐前时，微屈膝下蹲（图5－87）；同时，两掌内旋外翻，掌心向外，缓缓向前拨出，至两臂成圆；目视前下方（图5－88）。

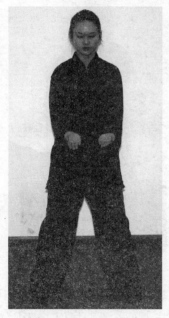
图5－83 呵字诀1

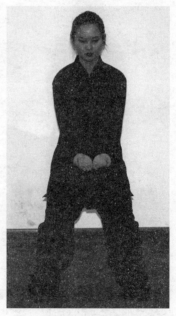
图5－84 呵字诀2

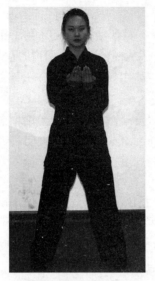
图 5 – 85　呵字诀 3

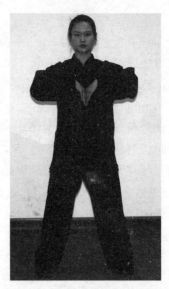
图 5 – 86　呵字诀 4

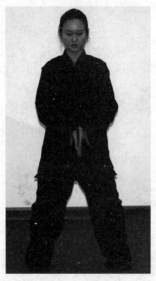
图 5 – 87　呵字诀 5

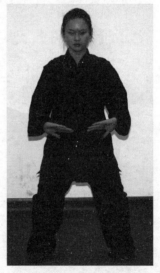
图 5 – 88　呵字诀 6

动作六：两掌外旋内翻，掌心向上，于腹前成"捧掌"；目视两掌心（图 5 – 84）。

动作七：两膝缓缓伸直；同时屈肘，两掌捧至胸前，掌心向内，两中指约与下颏同高；目视前下方（图 5 – 85）。

动作八：两肘外展，约与肩同高；同时，两掌内翻，掌指朝下，掌背相靠；然后两掌缓缓下插，目视前下方（图 5 – 86）。从插掌开始，口吐"呵"字音。

重复五至八动作 4 遍。本式共吐"呵"字音 6 次。

动作要点：

1. "呵"字吐气法："呵"字音 hē，为舌音，发声吐气时，舌体上拱，舌边轻贴上槽牙，气从舌与上腭之间缓缓呼出体外。

2. 两掌捧起时鼻吸气；插掌、外拨时呼气，口吐"呵"字音。

第三式　呼（hū）字诀

动作一：当上式最后一动作两掌向前拨出后，外旋内翻，转掌心向内对肚脐，指尖斜相对，五指自然张开，两掌心间距与掌心至肚脐距离相等；目视前下方（图 5 - 89）。

动作二：两膝缓缓伸直；同时，两掌缓缓向肚脐方向合拢，至肚脐前约 10cm（图 5 - 90）。

动作三：微屈膝下蹲；同时，两掌向外展开至两掌心间距与掌心至肚脐距离相等，两臂成圆形，并口吐"呼"字音；目视前下方（图 5 - 91）。

动作四：两膝缓缓伸直；同时，两掌缓缓向肚脐方向合拢（图 5 - 90）。

重复三至四动作 5 遍。本式共吐"呼"字音 6 次。

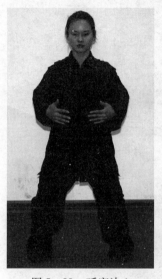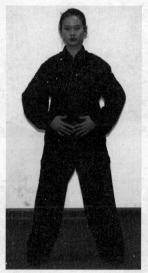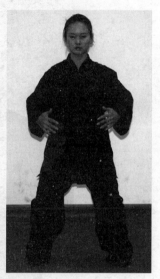

图 5 - 89　呼字诀 1　　　　图 5 - 90　呼字诀 2　　　　图 5 - 91　呼字诀 3

动作要点：

1. "呼"字吐气法："呼"音 hū，为喉音，发声吐气时，舌两侧上卷，口唇撮圆，气从喉出后，在口腔中形成一股中间气流，经撮圆的口唇呼出体外。

2. 两掌向肚脐方向收拢时吸气，两掌向外展开时口吐"呼"字音。

第四式　呬（sī）字诀

动作一：接上式。两掌自然下落，掌心向上，十指相对；目视前下方（图 5 - 92）。

动作二：两膝缓缓伸直；同时，两掌缓缓向上托至胸前，约与两乳同高；目视前下方（图5－93）。

动作三：两肘下落，夹肋，两手顺势立掌于肩前，掌心相对，指尖向上。两肩胛骨向脊柱靠拢，展肩扩胸，藏头缩项；目视前斜上方（图5－94）。

动作四：微屈膝下蹲；同时，松肩伸项，两掌缓缓向前平推逐渐转成掌心向前亮掌，同时口吐"呬"字音；目视前方（图5－95）。

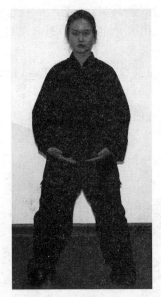 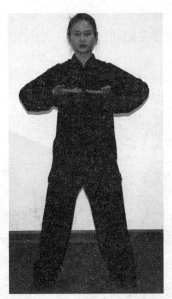

图5－92　呬字诀1　　　　　　图5－93　呬字诀2

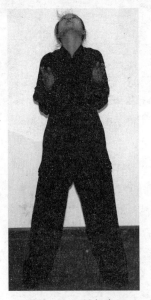 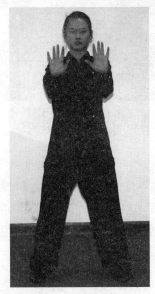

图5－94　呬字诀3　　　　　　图5－95　呬字诀4

动作五：两掌外旋腕，转至掌心向内，指尖相对，约与肩宽。

动作六：两膝缓缓伸直；同时屈肘，两掌缓缓收拢至胸前约10cm，指尖相对；目视前下方（图5-93）。

动作七：两肘下落，夹肋，两手顺势立掌于肩前，掌心相对，指尖向上。两肩胛骨向脊柱靠拢，展肩扩胸，藏头缩项；目视斜前上方（图5-94）。

动作八：微屈膝下蹲；同时，松肩伸项，两掌缓缓向前平推逐渐转成掌心向前，并口吐"呬"字音；目视前方（图5-95）。

重复五至八动作4遍。本式共吐"呬"字音6次。

动作要点：

1. "呬"字吐气法："呬"字音 sī，为齿音。发声吐气时，上下门牙对齐，留有狭缝，舌尖轻抵下齿，气从齿间呼出体外。

2. 推掌时，呼气，口吐"呬"字音；两掌外旋腕，指尖相对，缓缓收拢时鼻吸气。

第五式 吹（chuī）字诀

动作一：接上式。两掌前推，随后松腕伸掌，指尖向前，掌心向下（图5-96）。

动作二：两臂向左右分开成侧平举，掌心斜向后，指尖向外（图5-97）。

动作三：两臂内旋，两掌向后划弧至腰部，掌心轻贴腰眼，指尖斜向下；目视前下方（图5-98）。

动作四：微屈膝下蹲；同时，两掌向下沿腰骶、两大腿外侧下滑，后屈肘提臂环抱于腹前，掌心向内，指尖相对，约与脐平；目视前下方（5-99）。两掌从腰部下滑时，口吐"吹"字音。

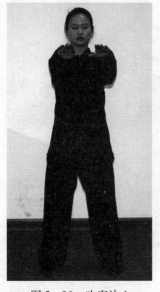 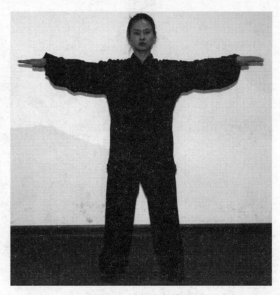

图5-96 吹字诀1　　　　　　　　　　　图5-97 吹字诀2

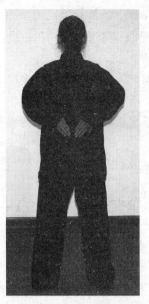
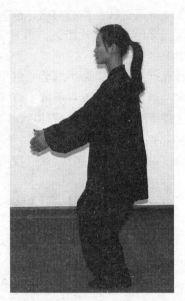

图 5 - 98　吹字诀 3　　　　　　图 5 - 99　吹字诀 4

　　动作五：两膝缓缓伸直；同时，两掌缓缓收回，轻抚腹部，指尖斜向下，虎口相对；目视前下方（图 5 - 100）。

　　动作六：两掌沿带脉向后摩运（图 5 - 101）。

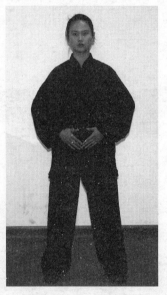
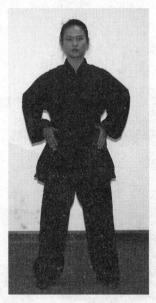

图 5 - 100　吹字诀 5　　　　　　图 5 - 101　吹字诀 6

　　动作七：两掌至后腰部，掌心轻贴腰眼，指尖斜向下；目视前下方（图 5 - 98）。

　　动作八：微屈膝下蹲；同时，两掌向下沿腰骶、两大腿外侧下滑，后屈肘提臂环抱于腹前，掌心向内，指尖相对，约与脐平；目视前下方（图 5 - 99）。

重复五至八动作 4 遍。本式共吐"吹"字音 6 次。

动作要点:

1. "吹"字吐气法:"吹"字音 chuī,为唇音。发声吐气时,舌体、嘴角后引,槽牙相对,两唇向两侧拉开收紧,气从喉出后,从舌两边绕舌下,经唇间缓缓呼出体外。

2. 两掌从腰部下滑、环抱于腹前时呼气,口吐"吹"字音;两掌向后收回、横摩至腰时以鼻吸气。手对腰腹部的摩按,具有壮腰健肾、增强腰肾功能和预防衰老的作用。

第六式　嘻(xī)字诀

动作一:接上式。两掌环抱,自然下落于体前;目视前下方。两掌内旋外翻,掌背相对,掌心向外,指尖向下;目视两掌(图 5 – 102)。

动作二:两膝缓缓伸直;同时,提肘带手,经体前上提至胸(图 5 – 103)。随后,两手继续上提至面前,分掌、外开、上举,两臂成弧形,掌心斜向上;目视前上方(图 5 – 104)。

动作三:屈肘,两手经面前回收至胸前,约与肩同高,指尖相对,掌心向下;目视前下方。然后,微屈膝下蹲;同时,两掌缓缓下按至肚脐前(图 5 – 105)。

动作四:两掌继续向下、向左右外分至左右髋旁约 15cm 处,掌心向外,指尖向下;目视前下方(图 5 – 106)。从动作三两掌下按开始配合口吐"嘻"字音。

动作五:两掌掌背相对合于小腹前,掌心向外,指尖向下;目视两掌(图 5 – 102)。

动作六:两膝缓缓伸直;同时,提肘带手,经体前上提至胸。随后,两手继续上提至面前,分掌、外开、上举,两臂成弧形,掌心斜向上;目视前上方(图 5 – 104)。

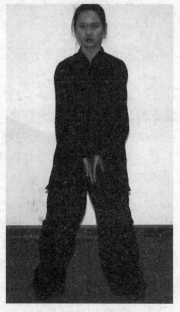

图 5 – 102　嘻字诀 1

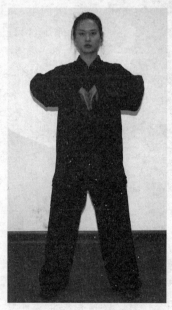

图 5 – 103　嘻字诀 2

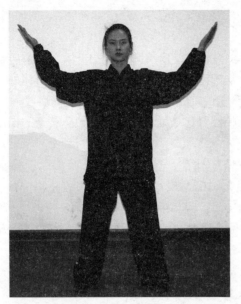

图 5 - 104　嘻字诀 3

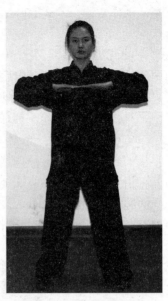

图 5 - 105　嘻字诀 4

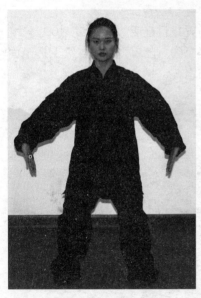

图 5 - 106　嘻字诀 5

动作七：屈肘，两手经面前回收至胸前，约与肩同高，指尖相对，掌心向下；目视前下方。然后微屈膝下蹲；同时两掌缓缓下按至肚脐前，目视前下方（图 5 - 105）。

动作八：两掌顺势外开至髋旁约 15cm，掌心向外，指尖向下；目视前下方（图 5 - 106）。从动作七两掌下按开始配合口吐"嘻"字音。

重复五至八动作 4 遍。本式共吐"嘻"字音 6 次。

动作要点：

1. "嘻"字吐气法："嘻"字音 xī，为牙音，发声吐气时，舌尖轻抵下齿，嘴角略后引并上翘，槽牙上下轻轻咬合，呼气时使气从槽牙边的空隙中经过呼出体外。

2. 提肘、分掌、向外展开、上举时鼻吸气，两掌从胸前下按、松垂、外开时呼气，口吐"嘻"字音。

收势

动作一：接上式。两手外旋内翻，转掌心向内，缓缓抱于腹前，虎口交叉相握，轻覆肚脐；同时两膝缓缓伸直；目视前下方；静养片刻（图 5 - 107）。

两掌以肚脐为中心揉腹，顺时针 6 圈，逆时针 6 圈。

动作二：两掌松开，两臂自然垂于体侧；目视前下方（图 5 - 108）。

动作要点：形松意静，收气静养。

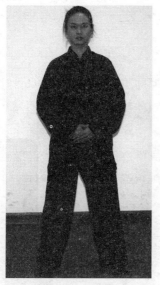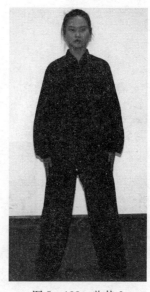

图 5 – 107　收势 1　　　　　图 5 – 108　收势 2

第七节　太极拳

　　太极拳是我国传统的健身运动项目，以"太极"为名，系取我国古代《易经》哲学理论为指导思想，以太极图圆柔连贯、阴阳合抱之势为运动原则。其拳路招式构成动态之太极，其神韵尽显阴阳互根消长转化之理。太极拳源远流长，其起源及创始者至今尚待考证，众说纷纭。能比较清楚地论及师承脉络、分支流派者，当在明末清初。其时有陈氏太极，后由陈长兴传弟子杨露蝉经改编而形成杨氏太极拳。后来，又从杨氏太极派生出吴式（吴鉴泉）太极拳、武式（武禹襄）太极拳和孙式（孙禄堂）太极拳等。目前，国家体委推广普及的太极拳，即是以杨派太极拳改编的，通称"太极二十四势"，比较适用于强身健体。

一、功法特点

（一）动作圆融，阴阳相济

　　太极拳的形体动作以圆为本，一招一式均由各种圆弧动作组成。拳路的一招一式又构成了太极图形。故观其形，连绵起伏，动静相随，虚实相间，圆活自然，变化无穷。

（二）内外合一，神形兼备

　　太极拳的锻炼要求手、眼、身、步法动作协调。注重内外合一，形神兼备。其拳形为"太极"，拳意亦在"太极"，以太极之动而生阳，静而生阴，激发人体自身的阴阳气血，以意领气，运于周身，如环无端，周而复始。

二、练功要领

（一）心静神宁，意注桩中

要始终保持心神宁静，排除思想杂念，全神贯注。神为主帅，身为神使，意识始终照顾到动作，配合眼神，手动于外，气动于内，做到意到、形到、气到的境界。

（二）松静自然，呼吸均匀

要求全身自然放松，上身要沉肩坠肘，下身要松胯宽腰，以使经脉畅达，气血周流。呼吸要求深长均匀，与动作之轻柔圆活相应。一般说吸气时，动作为合，气沉丹田，呼气时，动作为开，气发丹田。

（三）以腰为轴，全身协调

腰是各种动作的中轴，动作的虚实变化皆由腰带动。故以腰部为轴，全身协调，浑然一体，做到定根于脚，发劲于腿，主宰于腰，形动于指，

三、功法操作

预备式

动作规程：两足左右开立，距离与肩同宽，脚尖皆朝前；身体自然保持直立；两臂自然下垂，两眼向前平视，膝微屈，髌骨不超过前脚尖。

操作要领：

1. 要求做到"立身中正安舒"，"虚领顶劲"，"气沉丹田"，"尾闾中正"，"含胸拔背"，并贯穿于整套动作之中。

2. 两臂下垂应自然，肩关节放松，手指保持自然弯曲。

3. 注意力应集中，排除杂念，做到"松"、"静"两字。

4. 呼吸自然。

第一组

1. 起势（见图 5-109）

（1）身体自然直立；两脚开立，与肩同宽，两脚尖向前；两臂自然下垂，两手放在大腿的外侧；意存丹田（脐下小腹部），眼向前平视。

（2）两臂慢慢向前平举，两手高与肩平，与肩同宽，手心向下。

（3）上体保持正直，两腿屈膝下蹲；同时两掌轻轻下按，两肘下垂与两膝相对；眼平看前方；两脚全脚着地。

2. 左右野马分鬃（见图 5-110）

（1）上体微向右转，身体重心移至右腿上；同时右

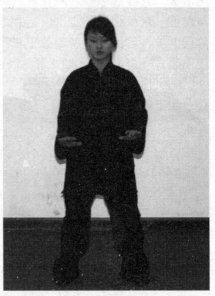

图 5-109 起势

臂收在胸前平屈，手心向下，左手经体前向右下划弧放在右手下，手心向上，两手心相对成抱球状；左脚随即收到右脚内侧，脚尖点地；眼看右手。

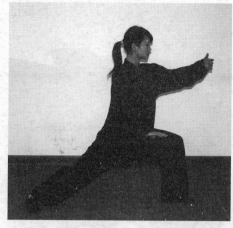

图 5 – 110　左右野马分鬃

（2）上体微向左转，左脚向左前方迈出，右脚跟后蹬，右腿自然伸直，成左弓步；同时上体继续向左转，左右手随转体慢慢分别向左上右下分开，左手高与眼平（手心斜向上），肘微屈；右手落在右胯旁，肘也微屈，手心向下，指尖向前；眼看左手。

（3）上体慢慢后坐，身体重心移至右腿，左脚尖翘起，微向外撇（45°~60°），随后脚掌慢慢踏实，左腿慢慢前弓，身体左转，身体重心再移至左腿；同时左手翻掌向下，左臂收在胸前平屈，右手向左上划弧放在左手下，两手心相对成抱球状；右脚随即收到左脚内侧，脚尖点地；眼看左手。

（4）右腿向前方迈出，左腿自然伸直，成右弓步；同时上体右转，左右手随身体分别慢慢向左下右上分开，右手高与眼平（手心斜向上），肘微屈；左手落在左胯旁。肘也微屈，手心向下，指尖向前；眼看右手。

（5）与（3）解同，只是左右相反。

（6）与（4）解同，只是左右相反。

3. 白鹤亮翅（见图 5 – 111）

（1）上体微向左转，左手翻掌向下，左臂平屈胸前，右手向左上划弧，手心转向上，与左手成抱球状；眼看左手。

（2）右脚跟进半步，上体后坐，身体重心移至后腿，上体先向右转，面向右前方，眼看右手；然后左脚稍向前移，脚尖点地，成左虚步，同时上体再微向左转，面向前方，两手随转体慢慢向右上左下分开，右手上提停于额上，左手落于左胯前，手心向下，手指尖向前；眼平看前方。

第二组

4. 左右搂膝拗步（见图 5 – 112）

（1）右手从体前下落，由下向后上方划弧至右肩外，手与耳同高，手心斜向上；左手由左下向上，向右下划弧至右胸前，手心斜向下；同时上体先微向左再向右转；左脚收至右脚内侧，脚尖点地，眼看右手。

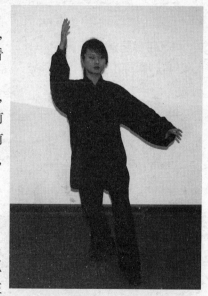

图 5 – 111　白鹤亮翅

（2）上体左转，左脚向前（偏左）迈出成弓步；同时右手屈回由耳侧向前推出，高与鼻尖平，左手向下由左膝前搂过落于左胯旁，指尖向前；眼看右手手指。

（3）右腿慢慢屈膝，上体后坐，身体重心移至右腿，左脚尖翘起向外撇，随后脚掌慢慢踏实，左腿前弓，身体左转，身体重心移至左腿，右脚收到左脚内侧，脚尖点地；同时左手向外翻掌，由左后向上划弧至左肩外侧，肘微屈，手与耳同高，手心斜向上；右手随转体向上，向左下划弧落于左胸前，手心斜向下；眼看左手。

（4）与（2）解同，只是左右相反。

（5）与（3）解同，只是左右相反。

（6）与（2）解同，只是左右相反。

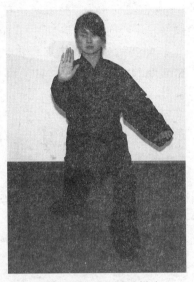 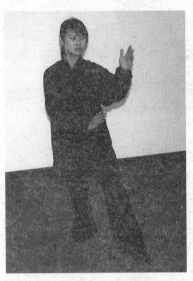

图 5 – 112　左右搂膝拗步　　　　　　图 5 – 113　手挥琵琶

5. 手挥琵琶（见图 5 – 113）

右脚跟进半步，上体后坐，身体重心转至右腿上，上体半面向右转，左脚略提起移向前，变成左虚步，脚跟着地，脚尖翘起，膝部微屈；同时左手由左下向上挑举，高与鼻尖平，掌心向右，臂微屈；右手收回放在左臂肘部里侧，掌心向左；眼看左手食指。

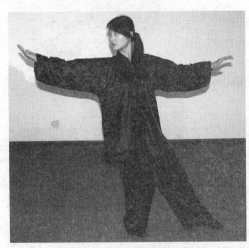

图 5 – 114　左右倒卷肱

6. 左右倒卷肱（见图 5 – 114）

（1）上体右转，右手翻掌（手心向上）经腹前由下向后上方划弧平举，臂微屈，左手随即翻掌向上；视线随着向右转体先向右看，再转向前方看左手。

（2）右臂屈肘折向前，右手由耳侧向前推出，手心向前，左臂屈肘后撤，手心向上，撤至左肋外侧；同时左腿轻轻提起向后（偏左）退一步，脚尖先着地，然后全脚慢慢踏实，身体重心移到左腿上，成右虚步，右脚随转体以脚掌为轴扭正；

眼看右手。

（3）上体微向左转，同时左手随转体向后上方划弧平举，手心向上，右手随即翻掌，掌心向上；眼随转体先向左看，再转向前方看右手。

（4）与（2）解同，只是左右相反。

（5）与（3）解同，只是左右相反。

（6）与（2）解同。

（7）与（3）解同。

（8）与（2）解同，只是左右相反。

第三组

7. 左揽雀尾（见图5－115）

（1）上体微向右转，同时右手随转体后上方划弧平举，手心向上，左手放松，手心向下；眼看左手。

（2）身体继续向右转，左手自然下落，逐渐翻掌经腹前划弧至右肋前，手心向上，右臂屈肘，手心转向下，收至右胸前，两手相对成抱球状；同时身体重心落在右腿上，左脚收至右脚内侧，脚尖点地；眼看右手。

（3）上体微向左转，左脚向左前方迈出，上体继续向左转，右腿自然蹬直，左腿屈膝，成左弓步；同时左臂向左前方挺出（即左臂平屈成弓形，用前臂外侧和手背向前方推出），高与肩平，手心向后；右手向右下落放于右胯旁，手心向下，指尖向前；眼看左前臂。

（4）身体微向左转，左手随即前伸翻掌向下，右手翻掌向上，经腹前向上向前伸至前臂下方；然后两手下捋，即上体向右转，两手经腹前向后上方划弧，直至右手手心向上，高与肩平齐，左臂平屈于胸前，手心向后；同时身体重心移至右腿；眼看右手。

（5）上体微向左转，右臂屈肘折回，右手附于左手腕内侧（相距约5cm），上体继续向左转，双手同时向前慢慢挤出，左手心向后，右手心向前，左前臂要保持半圆；同时身体重心逐渐前移变成左弓步；眼看左手腕。

（6）左手翻掌，手心向下，右手经左腕上方向前、向右伸出，高与左手齐，手心向下，两手左右分开，宽与肩同；然后右腿屈膝，上体慢慢后坐，身体重心移至右腿上，左脚尖翘起；同时两手屈肘收回至腹前，手心均向前下方；眼向前平看。

（7）上式不停，身体重心慢慢前移，同时两手向前、向上按出，掌心向前；左腿前弓成左弓步；眼平看前方。

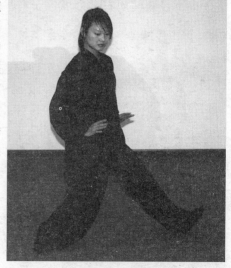

图5－115　左揽雀尾

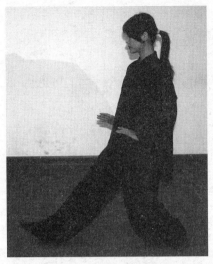

图 5 – 116　右揽雀尾

8. 右揽雀尾（见图 5 – 116）

（1）上体后坐并向右转，身体重心移至右腿，左脚尖里扣；右手向右平行划弧至右侧，然后由右下经腹前向左上划弧至左肋前，手心向上；左臂平屈胸前，左手掌向下与右手成抱球状；同时身体重心再移至左腿上，右脚收至左脚内侧，脚尖点地；眼看左手。

（2）与"左揽雀尾"（3）解同，只是左右相反。

（3）与"左揽雀尾"（4）解同，只是左右相反。

（4）与"左揽雀尾"（5）解同，只是左右相反。

（5）与"左揽雀尾"（6）解同，只是左右相反。

（6）与"左揽雀尾"（7）解同，只是左右相反。

第四组

9. 单鞭（见图 5 – 117）

（1）上体后坐，身体重心逐渐移至左腿上，右脚尖里扣；同时上体左转，两手（左高右低）向左弧形运转，直至左臂平举，伸于身体左侧，手心向左，右手经腹前运至左肋前，手心向后上方；眼看左手。

（2）身体重心再渐渐移至右腿，上体右转，左脚向右脚靠拢，脚尖点地；同时右手向右上方划弧（手心由内转向外），至右侧上方时变成勾手，臂与肩平；左手向下经腹前向右上划弧停于右肩前，手心向里；眼看左手。

（3）上体微向左转，左脚向左前方迈出，右脚跟后蹬，成左弓步；在身体重心移向左腿的

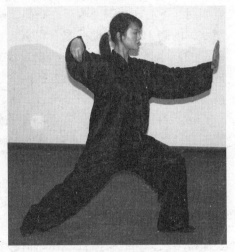

图 5 – 117　单鞭

同时，左掌随上体的继续左转慢慢转向前推出，手心向前，手指与眼齐平，臂微屈；眼看左手。

10. 云手（见图 5 – 118）

（1）身体重心移至右腿上，身体渐向右转，左脚尖里扣；左手经腹前向右上划弧至右肩前，手心斜向里，同时右手变掌，手心向右前；眼看左手。

（2）上体慢慢左转，身体重心随之逐渐左移；左手由面前向左侧运转，手心渐渐转向左方；右手由右下经腹前向左上划弧至左肩前，手心斜向后；同时右脚靠近左脚，成小开步（两脚距离 10～20cm）；眼看右手。

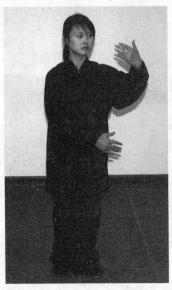

图 5 – 118　云手

（3）上体再向右转，同时左手经腹前向右上划弧至右肩前，手心斜向后；右手向右侧运转，手心翻转向右；随之左腿向左横跨一步；眼看左手。

（4）与（2）解同。

（5）与（3）解同。

（6）与（2）解同（云手左右各3次）。

11. 单鞭（见图5–119）

（1）上体向右转，右手随之向右运转，至右侧上方时变成勾手；左手经腹前向右上划弧至右肩前，手心向内；身体重心落在右腿上，左脚尖点地；眼看左手。

（2）上体微向左转，左脚向左前侧迈出，右脚跟后蹬，成左弓步；在身体重心移向左腿的同时，上体继续左转，左掌慢慢翻转向前推出，成"单鞭"式。

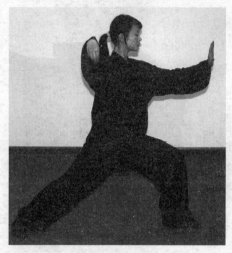 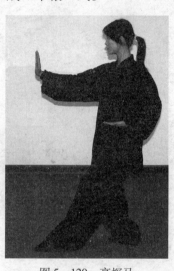

图5–119　单鞭　　　　　　　　　图5–120　高探马

第五组

12. 高探马（见图5–120）

（1）右脚跟进半步，身体重心逐渐后移至右腿上；右勾手变成掌，两手心翻转向上，两肘微屈；同时身体微向右转，左脚跟渐渐离地；眼看左前方。

（2）上体微向左转，面向前方；右掌经右耳旁向前推出，手心向前，手指与眼同高；左手收至左侧腰前，手心向上；同时左脚微向前移，脚尖点地，成左虚步；眼看右手。

13. 右蹬脚（见图5–121）

（1）左手手心向上，前伸至右手腕背面，两手相互交叉，随即向两侧分开并向下划弧，手心斜向下；同时左脚提起向左前侧迈步（脚尖略外撇）；身体重心前移，右腿自然蹬直，成左弓步；眼看前方。

（2）两手由外圈向里圈划弧，两手交叉合抱于胸前，右手在外，手心均向后；同时右脚向左脚靠拢，脚尖点地；眼平看右前方。

（3）两臂左右划弧分开平举，肘部微屈，手心均向外；同时右腿屈膝提起，右脚向右前方慢慢蹬出；眼看右手。

14. 双峰贯耳（见图5-122）

（1）右腿收回，屈膝平举，左手由后向上、向前下落至体前，两手心均翻转向上，两手同时向下划弧，分落于右膝盖两侧；眼看前方。

（2）右脚向右前方落下，身体重心渐渐前移，成右弓步，面向右前方；同时两手下落，慢慢变拳，分别从两侧向上、向前划弧至面部前方，成钳形，两拳相对，高与耳齐，拳眼都斜向内下（两拳中间距离10~20cm）；眼看右掌。

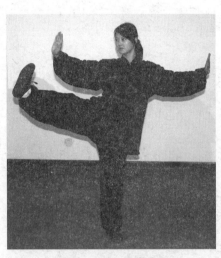
图5-121　右蹬脚

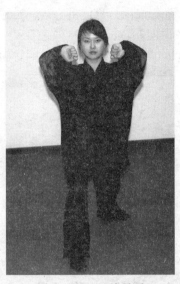
图5-122　双峰贯耳

15. 转身左蹬脚（见图5-123）

（1）左腿屈膝后坐，身体重心移至左腿，上体左转，右脚尖里扣；同时两拳变掌，由上向左右划弧分开平举，手心向前；眼看左手。

（2）身体重心再移至右腿，左脚收到右脚内侧，脚尖点地；同时两手由外圈向里圈划弧合抱于胸前，左手在外，手心均向后；眼平看左方。

（3）两臂左右划弧分开平举，肘部微屈，手心均向外；同时左腿屈膝提起，左脚向左前方慢慢蹬出；眼看左手。

第六组

16. 左下势独立（见图5-124）

（1）左腿收回平屈，上体右转；右掌变成勾手，左掌右上方划弧下落，立于右肩前，掌心斜向后；眼看右手。

（2）右腿慢慢屈膝下蹲，左腿由内向左侧（偏后）伸出，成左仆步；左手下落（掌心向

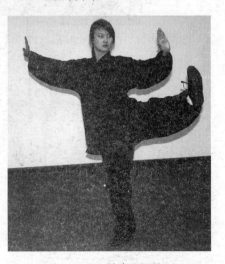
图5-123　转身左蹬脚

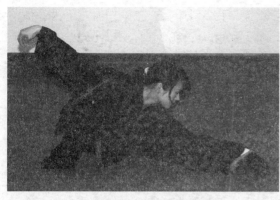

图 5 - 124　左下势独立

外），向左下顺左腿内侧向前穿出；眼看左手。

（3）身体重心前移，左脚跟为轴，脚尖尽量向外撇，左腿前弓，右腿后蹬，右脚尖里扣，上体微向左转并向前起身；同时左臂继续向前伸出（立掌），掌心向右，右勾手下落，勾手尖向后；眼看左手。

（4）右腿慢慢提起平屈，成左独立式；同时右勾手变成掌，并由后下方顺右腿外侧向前弧形摆出，屈臂立于右腿上方，肘与膝相对，手心向左；左手落于左胯旁，手心向下，指尖向前；眼看右手。

17. 右下势独立（见图 5 - 125）

（1）右脚下落于左脚前，脚掌着地，然后左脚前掌为轴，脚跟转动，身体随之左转；同时左手向后平举变成勾手，右掌随着转体向左侧划弧，立于左肩前，掌心斜向后；眼看左手。

（2）与"左下势独立"（2）解同，只是左右相反。

（3）与"左下势独立"（3）解同，只是左右相反。

（4）与"左下势独立"（4）解同，只是左右相反。

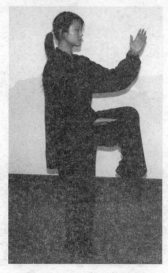

图 5 - 125　右下势独立

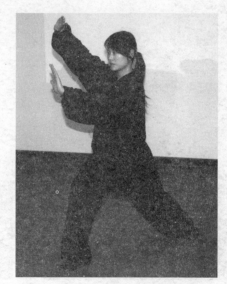

图 5 - 126　左右穿梭

第七组

18. 左右穿梭（见图 5 - 126）

（1）身体微向左转，左脚向前落地，脚尖外撇，右脚跟离地，两腿屈膝成半盘式；同时两手在左胸前成抱球状（左上右下）；然后右脚收到左脚的内侧，脚尖点地；眼看左前臂。

（2）身体右转，右脚向右前方迈出，屈膝弓腿，成右弓步；同时右手由面前向上举，并

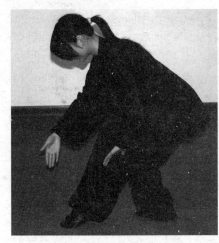

图 5 – 127　海底针

翻掌停在右额前，手心斜向上；左手先向左下再经体前向前推出，高与鼻尖平，手心向前；眼看左手。

（3）身体重心略向后移，右脚尖稍向外撇，随即身体重心再移至右腿，左脚跟进，停于右脚内侧，脚尖点地；同时两手在右胸前成抱球状（右上左下）；眼看右前臂。

（4）与（2）解同，只是左右相反。

19. 海底针（见图 5 – 127）

右脚向前跟进半步，身体重心移至右腿，左脚稍向前移，脚尖点地，成左虚步；同时身体稍向右转，右手下落经体前向后、向上提抽至肩上耳旁，再随身体左转，由右耳旁斜向前下方插出，掌心向左，指尖斜向下，与此同时，左手向前、向下划弧落于左胯旁，手心向下，指尖向前；眼看前下方。

20. 闪通臂（见图 5 – 128）

上体稍向右转，左脚向前迈出，屈膝弓腿成左弓步；同时右手由体前上提，屈臂上举，停于右额前上方，掌心翻转斜向上，拇指朝下；左手上起经胸前向前推出，高与鼻尖平，手心向前；眼看左手。

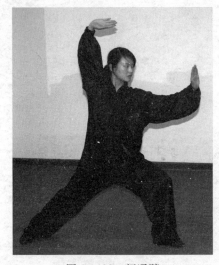

图 5 – 128　闪通臂

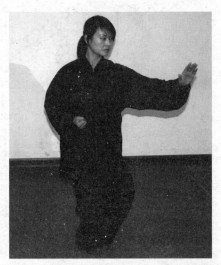

图 5 – 129　转身搬拦捶

第八组

21. 转身搬拦捶（见图 5 – 129）

（1）上体后坐，身体重心移至右腿上，左脚尖里扣，身体向右后转，然后身体重心再移至左腿上；与此同时，右手随着转体向右、向下（变拳）经腹前划弧至左肋旁，拳心向下；左掌上举于头前，拳心斜向上；眼看前方。

（2）向右转体，右拳经胸前向前翻转撇出，拳心向上；左手下落于左胯旁，掌心向下，指尖向前；同时右脚收回后（不要停顿或脚尖点地）即向前迈出，脚尖外撇；眼看右拳。

（3）身体重心移至右腿上，左脚向前迈一步；左手上起经左侧向前上划弧拦出，掌心向前下方；同时右拳向右划弧收到右腰旁，拳心向上；眼看左手。

（4）左腿前弓成左弓步，同时右拳向前打出，拳眼向上，高与胸平，左手附于右前臂内侧；眼看右拳。

22. 如封似闭（见图5-130）

（1）左手由右腕下向前伸出，右拳变掌，两手手心逐渐翻转向上并慢慢分开回收；同时身体后坐，左脚尖翘起，身体重心移至右腿；眼看前方。

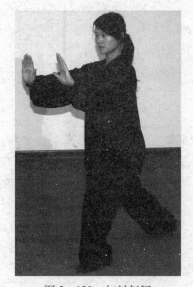 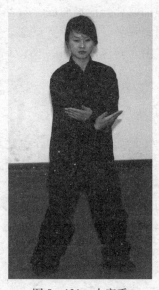 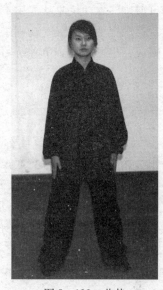

图5-130　如封似闭　　　　　　图5-131　十字手　　　　　　图5-132　收势

（2）两手在胸前翻掌，向下经腹前再向上、向前推出，腕部与肩平，手心向前；同时左腿屈膝前弓成左弓步；眼看前方。

23. 十字手（见图5-131）

（1）屈右膝后坐，身体重心移向右腿，左脚尖里扣，向右转体；右手随着转体动作向右平摆划弧，与左手成两臂侧平举，掌心向前，肘部微屈；同时右脚尖随着转体稍向外撇，成右侧弓步；眼看右手。

（2）重心再慢慢移至左腿，右脚尖里扣，随即向左收回，两脚距离与肩同宽，两腿逐渐蹬直，成开立步；同时两手向下经腹前向上划弧交叉合抱于胸前，两臂撑圆，腕高与肩平，右手在外，成十字手，手心均向后；眼看前方。

24. 收势（见图5-132）

两手向外翻掌，手心向下，两臂慢慢下落，停于身体两侧；眼看前方（全套结束）。

第八节 太极气功十八式

太极气功十八式是林厚省先生根据太极拳均匀、柔和、舒展、优美、意气相随、神体合一、上下一致、内外结合等特点，结合气功调身、调息、调心三要素编制而成的一种新型保健气功，最早发表于 1981 年。

太极气功十八式是属于气功中的动静结合功，经过锻炼，可使人的经络疏通、气血调和、阴阳平衡、精神安宁、筋骨强健，达到有病治病、无病强身的效果，无论身强、体弱者均可锻炼。本功法是从太极拳中抽取部分精华而成，两者不同之处是，太极拳以自然呼吸为主，意念很少；太极气功则采用深呼吸，每式皆有意念。另外，太极气功十八式可十八式一气呵成，也可以每式单独练习。由于动作简单而收效大，故广受人们的欢迎。

一、功法特点

（一）动作简单、安全易学

"太极气功十八式"共有十八个动作，每个动作都比较简单，和太极拳相比更为易学。动作虽然简单，却包含有太极拳均匀、柔和、舒展、优美、意气相随、神体合一的特点，并体现了气功的调身、调息、调心的特点。可全套连贯练习，也可以侧重练习几式或某式。安全可靠，容易被广大群众学习和掌握。

（二）缓慢舒展、均匀连贯

"健身气功·太极气功十八式"动作缓慢、舒展、均匀、连贯，即使身体虚弱和患有慢性疾病的人都能练习，而且不会让人感到枯燥无味，有利于调动习练者的积极性。

（三）动静结合、练养相兼

"健身气功·太极气功十八式"是动静结合功，动中有静，动作要求缓慢、柔和、均匀；静中有动，在肢体运动时，配合意念和呼吸，调动体内的"内气"运动。

（四）意气相随，神体合一

本功法以意引气，意气相随，上下协调，内外结合。手足的开与合、上与下，心意也随之开合与上下，神为主体，身为驱使，神体合一。

（五）能调动自身潜力

本功法是通过自己练功来调整身体内部的功能，调动人体自身的潜力，发挥人体主观能动性来治病强身。

二、练功要领

（一）形

"健身气功·太极气功十八式"的姿势是吸取了太极拳的松、静、自然、均匀、缓慢、有神、绵绵不断等特点，在形体上要求体松、身正，动作要柔和、圆活、连贯、协调。上身要灵活，下身要稳重。运动时，要以腰为轴心，以腰部的转动来带动四肢的运动。

（二）神

"健身气功·太极气功十八式"强调神体合一，保持心静，通过调身、调息和调心的锻炼，来调节身体内部的功能。

（三）意

意念采用良性意念法，也就是想象每个动作的美好意境。如在做第三式挥舞彩虹时要想象自己好似飞入彩虹之中，尽情地挥舞；在做第十一式捞海观天时要想象自己好像在海上捕鱼，鱼满舱后，兴致勃勃地观赏蓝天。

（四）气

呼吸采用深呼吸法，在空气新鲜的环境中，以鼻吸进新鲜的空气，以口吐出体内的浊气。两手往上时吸气，往下时呼气，往里吸气，往外呼气。

三、功法操作

（一）手型、步型和平衡

1. 基本手型

（1）掌：五指微屈分开，掌心微含，虎口成弧形。

要求腕部保持松活，掌指不要僵直，也不要松软过度。

（2）拳：五指卷屈、自然握拢，拇指压于食指、中指第二指节上。

要求腕部保持松活，握拳不要过紧。

2. 基本步型

（1）马步：两脚平行开立（约为本人脚长的三倍），脚尖正对前方，屈膝半蹲，膝部不超过脚尖，大腿接近水平，全脚着地，身体重心落于两腿之间。

要求含胸、塌腰、展髋、裹膝、脚跟向外蹬。

（2）弓步：前腿屈膝，大腿斜向地面，膝与脚尖基本垂直，脚尖直向前；后腿自然伸直，脚尖斜向前45°~60°。两脚全脚着地。

要求含胸、塌腰、沉髋、前脚尖同后脚跟成一直线。

（3）虚步：两脚前后开立，一脚外展45°，屈膝半蹲；另一脚脚跟离地，脚面绷平，脚尖稍内扣，虚点地面，膝微屈，重心落于后腿上。

要求含胸、塌腰、虚实分明。

（二）动作步骤

预备式

自然站立，两足与肩同宽或稍宽于肩，上体正直，两目平视，含胸拔背，沉肩坠肘，收腹松胯，两臂自然下垂，手指自然微屈，全身放松，重心在两腿之间（图5-133）。

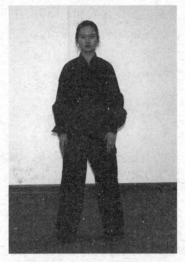
图 5 – 133　预备势

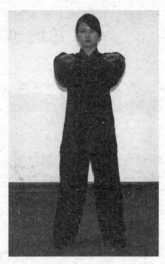
图 5 – 134　站立起势 1

第一式　站立起势

1. 掌心朝下，两臂缓缓向前平举，两手稍高于肩为止，同时吸气（图 5 – 134）。

2. 上体保持正直，两腿缓慢屈膝下蹲，下蹲时膝关节不要超出足尖，两手掌心朝下轻轻下按，与脐相平为止，两腿随双手下按时下蹲，同时呼气（图 5 – 135）。

一呼一吸为一次，反复练习 6 次，随后两手放于身体两侧。

习练本式时意想：好像喷水似的绵绵不断上下升落。

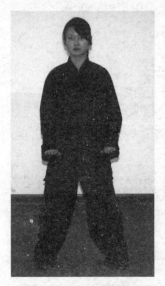
图 5 – 135　站立起势 2

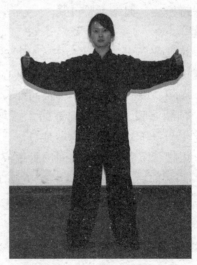
图 5 – 136　开阔胸怀 1

第二式　开阔胸怀

1. 接上式，将下按两手平行上提到胸前，在上提过程中两膝逐渐伸直，把向下的掌心改为掌心相对，然后平行向两侧拉至尽处，如此做扩胸动作，同时吸气（图5－136）。

2. 两手同时平行向中间靠拢，到胸前，将掌心相对改为掌心朝下，在下按过程中屈膝，同时呼气（图5－137）。

一呼一吸为一次，反复练习6次。

习练本式时意想：胸怀开阔，像站立在高山上，高瞻远瞩。

第三式 挥舞彩虹

1. 接上式动作。将下按两手平行上提到胸前，膝关节也随之逐渐伸直，两臂伸直，两掌心朝下，同时吸气。

2. 两臂继续上举，两手举至头顶，重心移向右足，右腿微屈，右足全掌着地，左足伸直，左臂从头顶向左侧下落伸直，平放到与肩相平，掌心朝上，右臂肘关节弯曲成半圆形，右掌心朝下，位于右体侧，继续吸气（图5－138）。

3. 重心移向左足，左腿微屈，左足全掌着地，右足伸直，右臂从头顶向右侧下落伸直，平放到与肩相平，掌心朝上，左臂肘关节逐渐弯曲上提到头顶，成半圆形，左掌心朝下，位于左体侧，同时呼气（图5－139）。

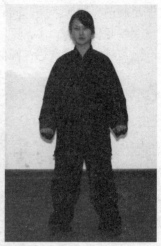

图5－137 开阔胸怀2

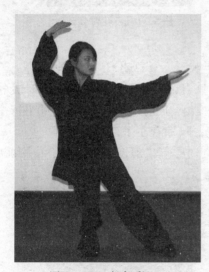

图5－138 挥舞彩虹1

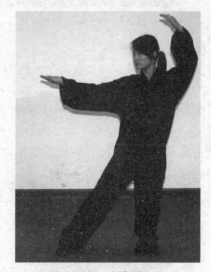

图5－139 挥舞彩虹2

一呼一吸为一次，反复练习6次。

习练本式时意想：好似飞入彩虹之中，尽情地挥舞。

第四式 轮臂分云

1. 接上式动作。重心移到两腿之间，成马步，左手从上往前下方，右手从右侧往前下方，两手交叉置于小腹前，左手在前，掌心朝内（图5－140）。

2. 交叉的双手随着膝关节伸直，翻掌掌心朝上，继续交叉上抬至头顶，掌心朝后，同时吸气（图5－141）。

3. 两掌心翻转朝向外，两臂伸直，同时从上向两侧下降，掌心朝下，两手逐渐交叉置于小腹前，双肘微屈，同时呼气。

一呼一吸为一次，反复练习6次。

习练本式时意想：好似漂浮在美丽的云彩之中，兴高采烈地把朵朵云彩分开。

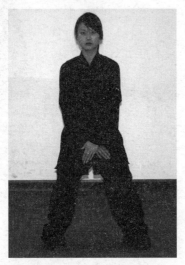
图 5 - 140　轮臂分云 1

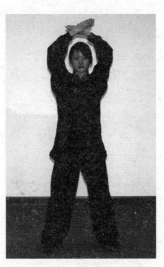
图 5 - 141　轮臂分云 2

第五式　定步倒卷肱

1. 接上式动作。马步，将小腹前交叉的两手翻掌，掌心朝上，两手前后分离，左手往前上方伸，右手经腹前由下向后上方划弧平举，腰往右转，眼神看右手，同时吸气（图 5 - 142）。然后提右臂屈肘，掌心朝前，经耳侧向前推出，同时呼气，前伸的左手平行往胸前收。

2. 左手继续向后上方划弧平举，腰往左转，眼神看左手，同时吸气（图 5 - 143）。然后提左臂屈肘，掌心朝前，经耳侧向前推出，同时呼气，前伸的右手平行往胸前收。如此，左右手交替进行。

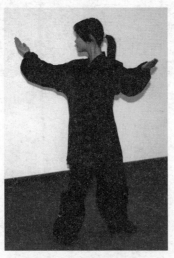
图 5 - 142　定步倒卷肱 1

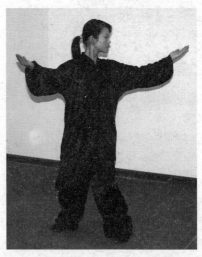
图 5 - 143　定步倒卷肱 2

一呼一吸为一次，反复练习 6 次。

习练本式时意想：像空中列车在手臂上翻滚。

第六式　湖心划船

1. 接上式动作。当左手推掌在胸前与右手交会之际，将两手掌朝上，经腹前由下向上划弧。两臂伸直上举，掌心朝前，双腿伸直，同时吸气。随着弯腰动作两手向后下方划弧，同时呼气（图 5-144）。

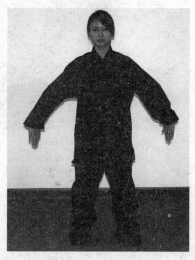 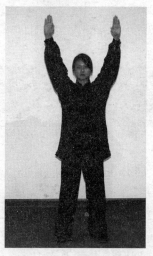

图 5-144　湖心划船 1　　　　　图 5-145　湖心划船 2

2. 当两手在后下方尽处时，伸腰提臀，将两侧双手向外侧划弧伸直平举至头上，掌心朝前，同时吸气（图 5-145）。

一呼一吸为一次，反复练习 6 次。

习练本式时意想：好似悠然自得地在湖中划船。

第七式　肩前托球

1. 接上式动作。当弯腰和两手在后下方尽处时，伸直腰部，左手不动，右手翻掌向左上方抬起，在平左肩高时做托球动作，重心放在左足上，右足尖着地，右足根抬起，在托球时吸气，接着右手返回右下方，同时呼气（图 5-146）。

2. 重心移至右足，左足尖着地用力，左足根抬起，左手从左下方往前举至右上方，在平右肩高时做托球动作，重心放在右足上，在托球时吸气，接着左手返回左下方，同时呼气（图 5-147）。

一呼一吸为一次，反复练习 6 次。左右手托球时，目视托球处，同侧足尖用力做蹬地动作。

习练本式时意想：好似小孩顽皮地在玩球，有返老还童之感。

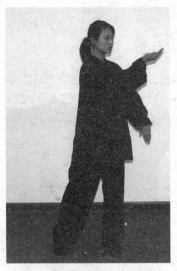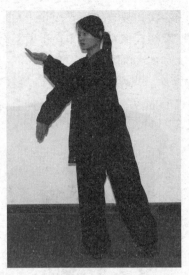

图 5 - 146　肩前托球 1　　　　　图 5 - 147　肩前托球 2

第八式　转体望月

1. 接上式动作。两足自然站立，两手自然下垂，两手伸直向左后上方挥手上举时，身体向左转动，两目往左后上方像望月似的远望，同时吸气（图 5 - 148），然后返回自然站立姿势，同时呼气。

2. 两手伸直向右后上方挥手上举，身体向右转动，两目往右后上方像望月似的远望，同时吸气（图 5 - 149），然后返回自然站立姿势，同时呼气。

一呼一吸为一次，反复练习 6 次。

习练本式时意想：好似中秋赏明月。

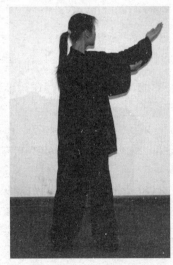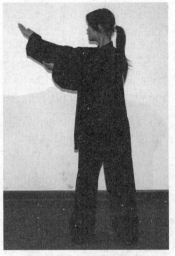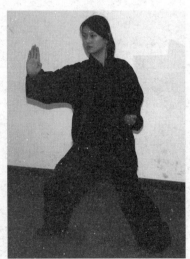

图 5 - 148　转体望月 1　　　　图 5 - 149　转体望月 2　　　　图 5 - 150　转腰推掌 1

第九式 转腰推掌

1. 接上式动作。马步，两手握拳，拳心朝上，虎口朝外，置于两腰旁，左手肘关节向后拉，上体向左转动，右手变拳为掌，用力推出，同时吸气（图 5 – 150），然后返回原姿势，同时呼气。

2. 上体向右转，左手向前推掌，同时吸气（图 5 – 151），然后返回原姿势，同时呼气。

一呼一吸为一次，反复练习 6 次。一手推掌，另一手往后拉，相对用力。

习练本式时意想：吸入正气，增强内劲。

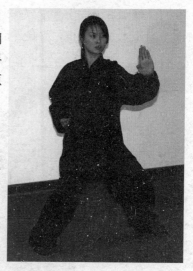

图 5 – 151 转腰推掌 2

第十式 马步云手

1. 接上式动作。左手推掌后，左掌心朝内与眼同高，右掌向前，掌心向左，与脐同高，随着腰部左转的同时，两手平行向左移动，同时吸气（图 5 – 152）。

2. 向左转到尽处时，右手往上，掌心向内，与眼同高，左手往下，掌心向右，与脐同高，随着腰部向右转的同时，两手平行向右移动，同时呼气（图 5 – 153）。

一呼一吸为一次，反复练习 6 次。动作要柔和，眼神始终随着上面一只手掌移动。

习练本式时意想：神体合一的锻炼。

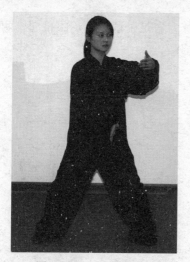
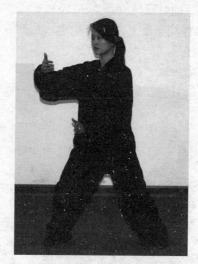

图 5 – 152 马步云手 1　　　　　图 5 – 153 马步云手 2

第十一式 捞海观天

1. 接上式动作。左腿向前跨半步成左弓步，上身前倾，两手下按在左腿前交叉，同时吸气（图 5 – 154）。

2. 交叉的双手，随着身体后仰而上提，过头顶后两手伸展，做观天动作，掌心相对，同时呼气（图 5 – 155）。随着上身前倾，两手从两侧逐渐下按到膝前交叉，同时吸气。

一呼一吸为一次，反复练习6次。在做观天动作时，两手尽量做伸展动作。

习练本式时意想：好像在海上捕鱼，鱼满舱后，兴致勃勃地观赏蓝天。

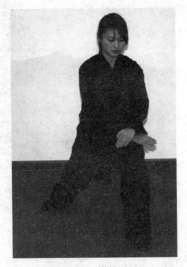 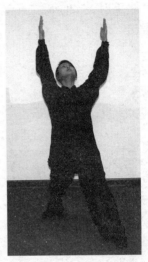

图 5 - 154　捞海观天 1　　　　图 5 - 155　捞海观天 2

第十二式　推波助浪

1. 接上式动作。将交叉的两手屈肘置于胸前，掌心朝前，身体重心往右足移，足跟着地，足趾抬起，同时吸气（图 5 - 156）。

2. 重心前移到左足上，足掌着地，上身前移，右足趾着地，足跟抬起，两掌向前推出，平眼高，同时呼气（图 5 - 157）。

一呼一吸为一次，反复练习6次。

习练本式时意想：好似海潮向前波动。

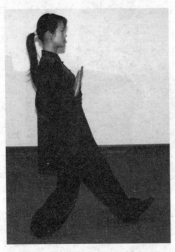 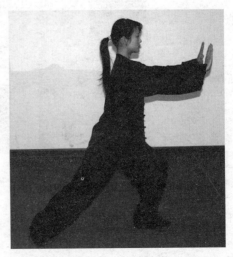

图 5 - 156　推波助浪 1　　　　图 5 - 157　推波助浪 2

第十三式　飞鸽展翅

1. 接上式动作。将前推的两手伸直平行，掌心相对，重心移到右足，左足尖抬起，足跟着地，同时吸气（图 5 - 158）。

2. 将前伸的两手平行地往两侧拉至尽处，重心移到左足，上身前移，右足跟抬起，同时呼气（图 5 - 159）。

一呼一吸为一次，反复练习 6 次。身体后仰时，两臂展开动作如展翅。

习练本式时意想：好像飞鸽展翅一样吸入新鲜空气。

第十四式　伸臂冲拳

1. 接上式动作。弓步变马步，两手握拳置于两胁肋下，拳心朝上。左手先用内劲冲拳，同时呼气。然后收回原处，同时吸气（图 5 - 160）。

2. 右手用内劲冲拳，同时呼气。然后收回原处，同时吸气（图 5 - 161）。

一呼一吸为一次，反复练习 6 次。冲拳时，原拳心朝上变为朝下，目视拳头。

习练本式时意想：武术冲拳，锻炼身体。

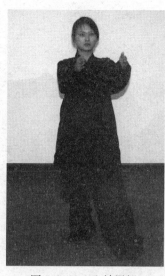

图 5 - 158　飞鸽展翅 1

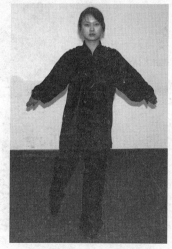

图 5 - 159　飞鸽展翅 2

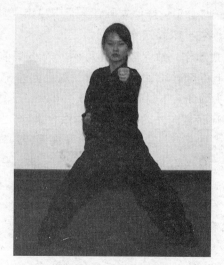

图 5 - 160　伸臂冲拳 1

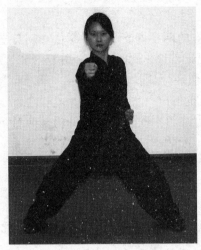

图 5 - 161　伸臂冲拳 2

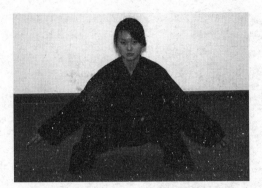

图 5 - 162　大雁飞翔

第十五式　大雁飞翔

1. 接上式动作。站立姿势，两手侧平举，腕关节柔软松弛，两腿下蹲，尽量蹲低，两手下按，如大雁飞翔，同时呼气（图 5 - 162）。

2. 两腿站起，两手侧平举，同时吸气。

一呼一吸为一次，反复练习 6 次。

习练本式时意想：好似大雁在天空中自由飞翔。

第十六式　环转飞轮

1. 接上式动作。站立姿势，两手置于小腹前。然后，两臂伸直，向左上方随转腰作环转动作，双手向左侧举到头顶时吸气，双手从头顶向右下时呼气（图 5 - 163），反复练习 6 次。

2. 改变环转方向，动作相同，再做 6 次。

习练本式时意想：全身好像大轮子在慢慢地转动。

第十七式　踏步拍球

1. 接上式动作。上抬左腿，这时右手在右肩前做拍球动作，同时吸气（图 5 - 164）。

2. 上抬右腿，这时左手在左肩前做拍球动作，同时呼气（图 5 - 165）。

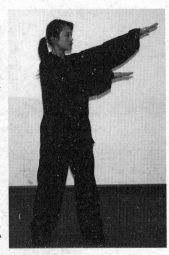

图 5 - 163　环转飞轮

左右手拍一次球为一次，反复练习 6 次。

习练本式时意想：轻松愉快，怀童稚之心。

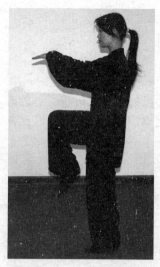
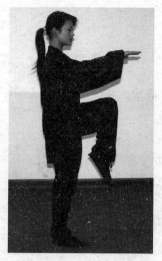

图 5 - 164　踏步拍球 1　　　　　图 5 - 165　踏步拍球 2

第十八式　气归丹田（按掌平气）

1. 接上式动作。站立，两手放在小腹前，两掌向前，掌心朝上，从胸前缓缓上抬到眼前（图 5 - 166），同时吸气。

2. 翻掌，掌心朝下，两手指尖相对，从胸前下按到小腹前（图 5 - 167），同时呼气。

手一抬一按为 1 次，反复练习 6 次。速度要缓慢。

习练本式时意想：心平气和、心安理得地进行收功，随吸气呼气，意想自身周围之气回归腹部丹田。

整个功法的练功时间以每天早晨、睡前和上下午休息时间进行为宜，每天练习 1 ~ 3 次，每次 20 分钟左右。

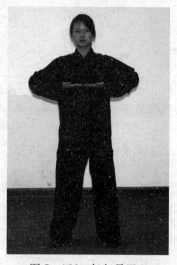
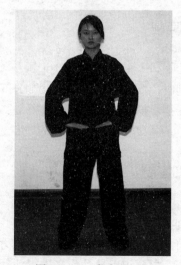

图 5 - 166　气归丹田 1　　　　　图 5 - 167　气归丹田 2

第九节　太　极　剑

太极剑属于太极拳系统的一种剑术套路，历史悠久，流传较广。剑式开阔舒展，姿势美观大方，练习起来通顺自然，平稳舒展，柔和缠绵，端庄稳健，因其动作要求不离太极拳的原则，故具有太极拳的运动特点和推拿练功所要求的意、气、力相融的价值。这里选择由杨式传统套路改编的 32 式太极剑。

一、功法特点

（一）通顺自然，平稳舒展

太极剑动作上没有明显的忽快忽慢现象，也没有快速的斩折窜跳动作，讲究柔缓自然，式式以自然用力为主，不拘不僵，不用拙力。在劲力上，刚而不强，柔而不弱，以柔为主，柔和舒展。所以练完之后，不但不发生气喘现象，反而给人周身舒松、愉快之感。

（二）动静相间，行云流水

太极剑的套路中，不论动作虚实变化，过渡转换，要求紧密衔接，动静相间，没有明显的间歇状态。演练起来，式式连接，节节贯串，上下相随，前后连贯，好像行云流水，绵绵不断。为此，不同性别、年龄、身体强弱者均可以参加练习。

（三）动作整洁，气势饱满

太极剑的剑法清楚，动作整洁，姿势开阔，大方美观。在练习中，不论剑法的前后变化，开合屈伸，讲究似断劲不断，若停意不停，内处相顾，攻防相兼，缠绵协调，气势饱满。对锻炼意志、调节呼吸、促进血液循环，都有很好的作用。

二、练功要领

（一）保持舒松自然的体形

练习太极剑时，要始终保持舒松自然的体形。头颈要自然竖直，不可前俯后仰或左倾右斜，不要左右摇摆、挺腹偻腰，颈肌放松，胸背肌肉应随着两肩的伸展动作尽量地舒展开。呼吸任其自然，下颌微收，面部表情要自然，舌抵上腭，口自然含闭，头部应随着方向的转换与躯干的旋转协调一致。胯、膝关节放松，进退步子时脚的移动要轻起轻落，步子的大小、宽窄、部位要适当。

（二）保持精神安静、意识集中

练习太极剑时，精神要安静，意识要集中，贯彻"以意行剑"的原则，排除一切外来干扰和杂念。情绪饱满，神态自然，把注意力贯注到每个动作的细节上去。眼神随着动作的变化而转移视线，以意识引导动作来进行活动。意识集中，不是情绪紧张，而是要与剑的动作弛张一致，彼此呼应，意领神随，神到剑到。

（三）注意姿势的准确性

练剑时，一定要注意姿势的准确，按照太极剑的手、眼、身、步的各种规矩逐势逐动认真练习。对剑势高的要高，高到什么程度，该低的要低，低到什么标准，要目的明确，含义清楚。劈剑要像个劈的样子，点剑要像个点的样子，对发力的要求，欲攻的部位，力的中心，既要切合实际，又要掌握分寸，做到形象逼真，剑势分明。对于剑的起止点及运动路线，要做到清晰准确一丝不苟。练剑时先求开展，后求紧凑。速度始终要保持均匀，不可忽快忽慢。做到往复折叠，疾徐有度，进退转换，快慢相间。

（四）尚巧劲而忌拙力

练习太极剑时，要注意用巧劲，一般掌要虚，指要活，运力在腕，灵活在身。剑法协调，力起于脚，发于右腿，通于肩臂，达于剑尖。练习时，自始至终要式式相承，连绵不断。

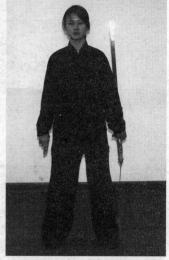

图5-168 预备势

三、功法操作

（一）预备式

身体正直，两脚开立，与肩同宽，脚尖向前，两臂自然垂于身体两侧，左手持剑，剑尖向上，剑身竖直；眼平视前方（图5-168）。

要点：上体要自然，不要刻意挺胸、收腹。剑身在左臂后不能触及身体，两肩自然松沉。

（二）基本动作

1. 起势（三环套月）

（1）右手握成剑指，两臂慢慢身前平举，高与肩平，手心向下；眼看前方。

要点：两臂上起时，不要用力，两手宽度超过两肩。剑身在左臂下要平，剑尖不可下垂。

（2）上体略向右转，身体重心移于右腿，屈膝下蹲。然后身体左转，左腿提起向身左侧前方迈出，成左弓步；左手持剑随即经体前向下方搂出，停于左胯旁，剑立于左后，剑尖向上；同时右手剑指下落转成掌心向上，由右后方屈肘上举经耳旁随转动方向向前指出，高与眼平，成指路式。眼先向右看，然后向前看右剑指（图5-169、5-170）。

要点：左臂体前划弧时，身体要先微向右转，身体重心在右腿放稳之后再提左腿，转体、迈步和两臂动作要协调柔和，虚实变换要清楚。指路式身躯不要过于前倾，要虚领顶劲，沉肩坠肘，含胸拔背。

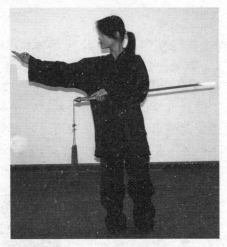

图 5 – 169　起势 1

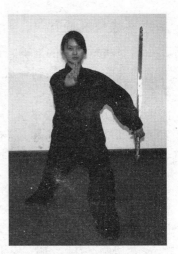

图 5 – 170　起势 2

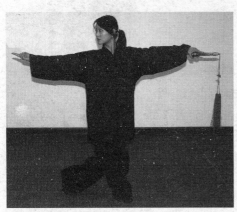

图 5 – 171　起势 3

（3）左臂屈肘上提，左手持剑手心向下，经胸前从右手上穿出，右剑指翻转（手心向上），并慢慢下落撤至右后方（手心仍向上），两臂前后展平，身体右转；与此同时，右腿提起向前横落，脚尖外撇，两脚交叉、膝部弯曲，左脚跟离地，身体稍向下坐，成半坐盘势；眼向后看右手（图 5 – 171）。

要点：左右手必须在体前交叉分开，右手后撤与身体右转动作要协调。

（4）右脚和左手持剑的位置不动，左脚前进一步，成左弓步；同时身体向左扭转，右手剑指随之头部右上方向前落于剑把之上，准备接剑；眼平视前方。

要点：动作时应先提腿，后扭身转头，然后再举右臂身前下落。两臂不要硬扯，两肩膀要松，上体保持自然。

2. 并步点剑（海底针）

左手食指向中指一侧靠拢，右手松开剑指，虎口对着护手，将剑接换，并使剑在身体左侧划一立圆，然后剑尖身前下点，剑尖略向下垂，右臂要平直；左手变成剑指，附于右手腕部；同时右脚前进向左脚靠拢并齐，脚尖向前，身体略向下蹲；眼看剑尖（图 5 – 172）

要点：剑身向前绕环时，两臂不可高举，右手握剑划圆只用手腕绕环，点剑时，力注剑尖，肩要下沉，上体正直。两脚并步时仍要注意虚实分明，重心仍在左脚。

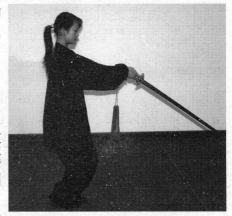

图 5 – 172　并步点剑 1

3. 独立反刺（大魁星势）

（1）右脚向右后方撤一步，随即身体右后转，然后左脚收到右脚内侧，脚尖点地；同时右手持剑经身体前下方撤至右后方，右腕翻转，剑尖上挑；左手剑指随剑回撤，停于右肩旁；眼看剑尖（图 5 - 173）。

（2）上体左转，左膝提起，成独立式，脚尖下垂；同时右手渐渐上举，使剑经头部前上方向前刺出（拇指向下，作反手击剑）；左手剑指则经下额处向前指出，同时转体，高与眼平，眼看剑指（图 5 - 174）。

要点：分解动作中间不要间断，独立姿势要稳定，身体不可前俯后仰。左小腿要向里扣以护住裆部。

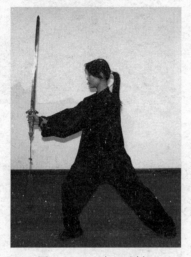 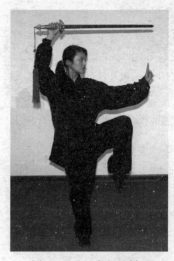

图 5 - 173　独立反刺 1　　　　　　图 5 - 174　独立反刺 2

4. 仆步横扫（燕子抄水）

（1）上体右后转，剑随转体向右后方劈下，右臂与剑平直，左剑指落于右手腕部，在转体的同时，右膝前弓，左腿向左横落撤步，膝部伸直；眼看剑尖。

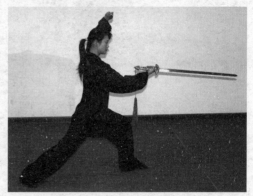

（2）身体向左转，左手剑指经体前顺左肋反插，向左上方划弧举起至左额前上方，手心向上，右手持剑翻掌，手心向上，使剑由下向左上方平扫，力在剑中部，剑高与胸平；在转体的同时，右膝弯曲成半仆步，此势不停，接着身体重心逐渐前移，左脚脚尖外撇，左腿屈膝，右脚尖里扣，右腿自然伸直，变成左弓步，眼看剑尖（图 5 - 175）。

图 5 - 175　仆步横扫

要点：以上两个分解动作，要连贯进行。仆步变弓步时身体重心的移动要缓慢均匀。弓步时，身体保持正直。

5. 向右平带（右拦扫）

右腿提起经左腿内侧向右前方跨出一步，成右弓步；同时，右手剑向前伸，然后翻转手心向下，将剑向右侧慢慢回带，屈肘握剑手带至右肋前方，力在右剑刃，剑尖略高于手；左手剑指下落于右手腕部；眼看剑尖（图5-176）。

要点：剑的回带和弓步屈膝动作要一致。

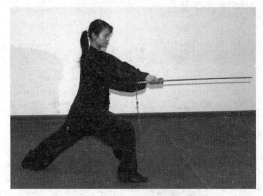 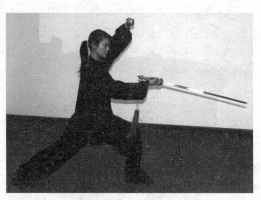

图5-176　向右平带　　　　　　　　　图5-177　向左平带

6. 向左平带（左拦扫）

右手剑向前引伸，并慢慢翻掌将剑向左侧回带，屈肘握剑手带至左肋前方，力在左剑刃，左手剑指经体前左肋向左上方划弧举起至左额上方，手心斜向上；与此同时，左脚经右腿内侧向左前方迈出一步，成左弓步；眼看剑尖（图5-177）。

要点：与"向右平带"的要点相同。

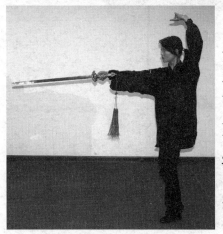

图5-178　独立抡臂

7. 独立抡臂（探海势）

右脚前进到左脚内侧，脚尖着地，左手从头部左上方落至右腕部；然后身体左转，右手抽剑由前而下，向后划弧，经身体左下方旋臂翻腕上举，向前下方正手立剑劈下，力在剑下刃，左手剑指则由身体左侧向下，向后转至左额上方，掌心斜向上，在抡劈剑的时候，右脚前进一步，左腿出膝提起，成独立步；眼看剑尖（图5-178）。

要点：劈剑时，身体和头部向左转，然后随剑抡劈方向再转向前方。提膝和劈剑要协调一致，身躯可以配合剑的下劈微向前倾，整个动作过程要连贯不停。

8. 退步回抽（怀中抱月）

左脚步向后落下，右脚随之撤回半步，脚尖点地，成右虚步；同时，右手剑抽回，剑面与身体平行，剑尖斜向上；左手剑指下落附于剑把上；眼看剑尖（图5-179）。

要点：右脚回撤与剑的回抽动作要一致，两脚虚实要分清，肩要沉，背要直，腰胯要松，肘要抱圆撑开。

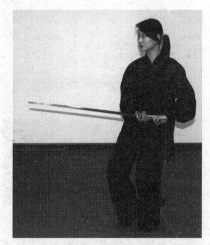
图 5 - 179　退步回抽

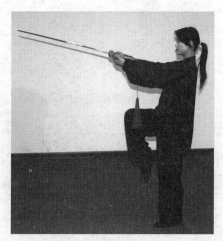
图 5 - 180　独立上刺

9. 独立上刺（宿鸟投林）

身体微向右转，面向前方，右脚前进一步，左腿屈膝提起，成独立步；同时，右手剑向前上方刺出（手心向上），力注剑尖，剑尖高与眼平，左手仍附在右手腕部；眼看剑尖（图5 - 180）。

要点：身体微向前倾，但不要故意挺胸，独立式要平衡稳定。

10. 虚步下截（乌龙摆尾）

左脚向左后方落步，右脚随即微向后撤，脚尖点地，成右虚步；同时，右手剑先随身体左转再随身体右转，经身前向右、向下按（截），力注剑刃，剑尖略下垂，高与膝平；左剑指由左后方绕行至左额上方（掌心斜向上）；眼平视右前方（图5 - 181）。

要点：右脚变虚步与剑向下截要协调一致，左脚向左后落步要成弧形，剑的摆动抽带要柔和连贯，体现出"摆尾"的意味；身躯的转动和剑的摆动要以腰为主宰。

11. 左弓步刺（青龙出水）

右脚向后方回撤一步，左脚收至右脚内侧后再向左前方迈出，成左弓步，面向左前方，同时，右手剑随身体转动经面前向后下抽卷，再向左前方刺出，手心向上，力注剑尖；左手剑指向右下落，经体前再向左上绕行至左额上方，手心斜向上，臂要撑圆；眼看剑尖（图5 - 182）。

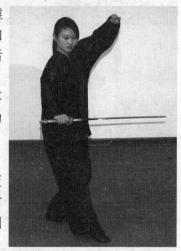
图 5 - 181　虚步下截

要点：右手回撤时，前臂先外旋再内旋（手心先转向上，再向下，再转向上），从右腰部将剑刺出。左剑指绕行时要先落在右手腕部再分开转向头上方。

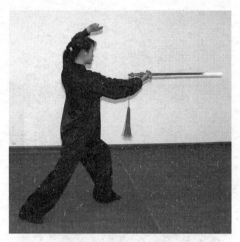

图 5 - 182　左弓步刺

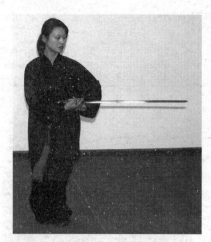

图 5 - 183　转身斜带 1

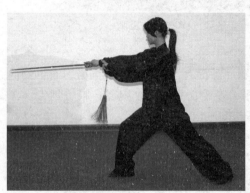

图 5 - 184　转身斜带 2

12. 转身斜带（风卷荷叶）

（1）身体重心后移，左脚尖里扣，上体右转，随后身体重心又前移至左脚上，右腿提起，贴在腿内侧；同时，右手剑收回横置于胸前，掌心仍向上；左剑指落在右手腕部；眼看左方（图 5 - 183）。

（2）上式不停，向右后方转体，右脚向右侧方迈出，成右弓步；同时右手剑随转体翻腕，掌心向下并向身体右侧外带（剑尖略高），力在剑刃外侧；左剑指仍附于右手腕部；眼看剑尖（图 5 - 184）。

要点：身体重心移动，向右侧方迈出做右弓步，须与向右后转体的动作一致，力求平稳、协调。

13. 缩身斜带（狮子摇头）

左腿提起后再向原位置落下，身体重心移于左腿，右脚撤到左脚内侧，脚尖点地；同时右手掌心向上并使剑向左侧回带（剑尖略高），略在剑刃外侧；左手剑指随即由体前向下反插，再向后、向上绕行划弧落于右手腕部；眼看剑尖（图 5 - 185）。

要点：剑回带时，身体也随着向左扭转，用转腰之势来带动剑身。身体后坐时，臀部不要突出。

14. 提膝捧剑（虎抱头）

（1）右腿后退一步，左脚也微向右撤，脚尖着地；同时两手平行分开，手心都向下，剑身斜置于身体右侧，

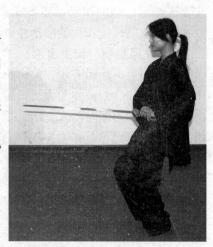

图 5 - 185　缩身斜带

剑尖位于体前，左剑指置于身体左侧（图5-186）。

（2）左脚略向前进，右膝向前提起成独立式；同时右手剑把与左手（剑指变掌）在胸前相合，左手捧托在右手背下，两臂微屈，剑在胸前，剑身直向下，剑尖略高，眼看前方（5-187）。

要点：以上两个分解动作要连贯不停。独立步左脚自然蹬直，右腿提膝，脚尖下垂，上体保持自然。

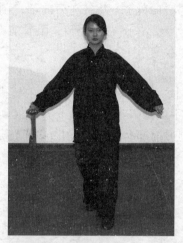
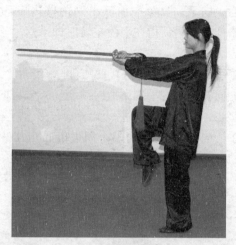

图5-186 提膝捧剑1   图5-187 提膝捧剑2

15. 跳步平刺（野马跳涧）

（1）右脚向前落下，身体重心前移，然后右脚尖用劲蹬地，左脚随即前进一步踏实，右脚在左脚将落未落之时，迅速向左腿内侧收拢（脚不落地）；同时，两手捧剑先微向回收，随后右脚落地再直向前伸刺（图5-188），然后随左脚落地两手分开撒回身体两侧，两手手心都向下，左手再变剑指；眼看前方。

（2）右脚再向前上一步，成右弓步；同时右手剑向前平刺（手心向上），力注剑尖；左手剑指由左后方上撩举，绕至左额上方，手心斜向上；眼看剑尖（图5-189）。

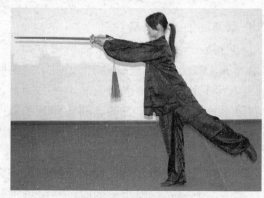
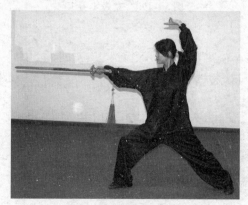

图5-188 跳步平刺1   图5-189 跳步平刺2

要点：两手先略向回收，右脚落地同时向前伸，左脚落地要与两手回撤动作一致。刺出后，剑要平稳。跳跃动作要轻灵、自然，右脚蹬地起跳不必很高，左脚向前跃进也不必过远。

16. 左虚步撩（小魁星势）

身体重心后移至左腿上，上体左转，右脚回收再向前垫步，脚尖外撇，再向右转体，身体重心前移至右腿，左脚随即前进一步，脚尖着地，成左虚步；同时，右手剑随身体转动经左上方向后、向下，立刻向前撩出（前臂内旋，手心向外），力在剑刃前部，剑把停于头前，剑尖略低；左手剑指在上体左转时即下落附于右腕部，随右手绕转，眼看前方（图5 - 190）。

17. 右弓步撩（海底捞月）

身体先向右转，右手剑由上向后绕环，掌心向外，左剑指随剑绕行附于右臂内侧；随之左脚向前垫步，右脚继而前进一步，成右弓步，右手剑随着上右步由下向前立剑撩出（前臂外旋，手心向外），剑与肩平，剑尖略低，力在剑刃前部；左剑指则由下向上绕行至额上方，手心斜向上；眼看前方（图5 - 191）。

要点：剑向后绕环时，身体和眼神随着向后转，整个动作要连贯。

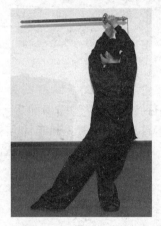 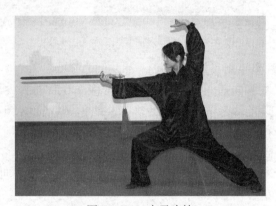

图5 - 190　左虚步撩1　　　　　　图5 - 191　右弓步撩

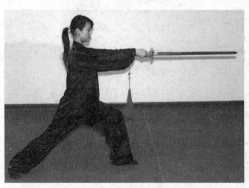

图5 - 192　转身回抽1

18. 转身回抽（射雁势）

（1）身体左转，重心后移，右脚尖里扣，左脚尖稍外展，右腿蹬直，左手剑指仍附于剑柄收引到胸前，剑身平直，剑尖向右后，左手剑指仍附于右腕上；然后身体向左转，随转体右手剑向左前方劈下，力在剑刃，剑身要平，左手剑指附于右腕部；眼看剑尖（图5 - 192）。

（2）身体重心后移至右腿，右膝稍屈，左脚回撤，脚尖点地，成左虚步；同时，右手剑抽回至身体右侧（剑尖略低），左剑指收回再经胸前，经下额处向前指出，高与眼齐，眼看剑指（图5－193）。

要点：剑向后绕环时，身体和眼神随着向后转，整个动作要连贯。

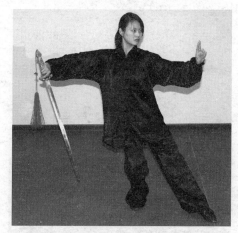
图5－193　转身回抽2

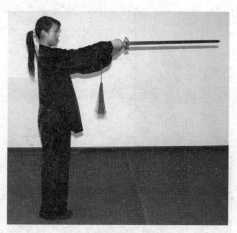
图5－194　并步平刺

19. 并步平刺（白猿献果）

左脚略向左移，右脚靠拢左脚成并步，面向前方，身体直立；同时左剑指向左转并向右下方划弧，反转变掌捧托在右手下，然后双手捧剑向前平刺，手心向上，力注剑尖，高与胸平；眼看前方（图5－194）。

要点：剑刺出后两臂要微屈，并步和刺剑要一致。身体直立要自然，不要故意挺胸。

20. 左弓步拦（迎风掸尘）

右手剑翻腕后抽，随身体右转向前转动，再随身体左转，经身体右后方向下，再向左前方托起拦出，力在剑尖，剑身与头平，前臂外旋，手心斜向里；左剑指则向右、向下、向上绕行，停于左额上方，手心

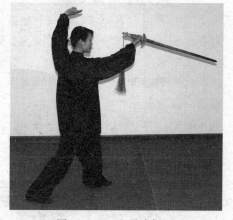
图5－195　左弓步拦

斜向上，在身体左转时左脚向左前方进一步，左腿屈膝，成左弓步；眼先随剑向后看，最后平看前方（图5－195）。

要点：身体应随剑先右转。右腿先微屈，然后迈左脚。左手剑指随右手绕行，到右上方之后再分开。剑要绕圆，步要轻稳，防止耸肩、缩颈。

21. 右弓步拦（迎风掸尘）

身体重心微向后移，左脚尖外撇，身体先向左转再向右转，在转体的同时，右脚经左脚内侧向右前方进一步，成右弓步；右手剑由左后方划一整圆向右前托起拦出（前臂内旋，手心向外），力在剑刃，剑身与头平；左剑指附于右手腕部；眼看前方（图5－196）。

要点：以上两动作要连贯，剑须走一大圆，视线随剑移行。

22. 左弓步拦（迎风掸尘）

身体重心微向后移，左脚尖外撇，其余动作及要点与前"右弓步拦"相同，只是方向左右相反。右手剑拦出时，右臂外旋，手心斜向内（图5-197）。

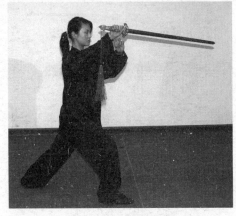
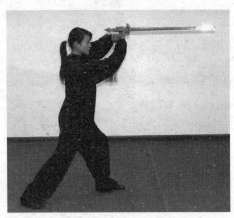

图5-196　右弓步拦　　　　　　　图5-197　左弓步拦

23. 进步反刺（顺水推舟）

（1）身体向右转，右脚向前横落盖步，脚尖外撇，左脚跟离地成半盘势；同时，右手剑剑尖下落，左剑指下落到右腕部，然后剑向后方立剑刺出，左剑指向前方指出，手心向下，两臂伸平，右手手心向体前；眼看剑尖（图5-198）。

（2）身体左转，左脚前进一步，成左弓步；同时，右前臂向上弯曲，剑尖向上挑挂，继而向前刺出，前臂内旋，手心向外，成反立剑，力注剑尖，剑尖略低；左手剑指附于右腕部，眼看剑尖（图5-199）。

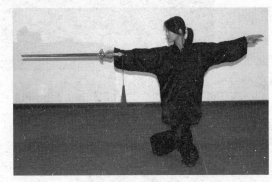
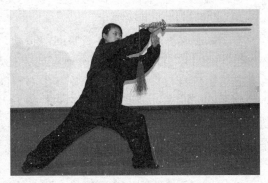

图5-198　进步反刺1　　　　　　图5-199　进步反刺2

要点：以上两动作要连贯，弓步刺剑时身体不可太前俯，两肩不可耸起，剑身要与两臂成一直线。

24. 反身回劈（流星赶月）

身体重心先移至右腿，左脚尖里扣，然后重心再移到左腿上；右脚提起收回（不停），身体右后转，右脚随即向前迈出成右弓步，面向中线右前方；同时，右手剑随转体由上向右后方劈下，力在剑刃；左手剑指由体前经左下方绕至左额上方，手心斜向上，眼看剑尖（图5-200）。

要点：劈剑、转体和迈右脚成弓步要协调一致，注意身体重心的两次转移。

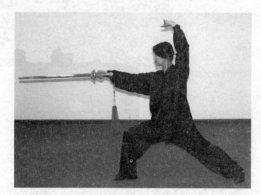 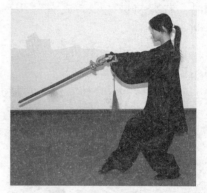

图5-200 反身回劈 　　　　　　　　图5-201 虚步点剑

25. 虚步点剑（天马行空）

左脚提起，上体左转，左脚向起势方向垫步，脚尖外撇，随即右脚提起落在左脚前，脚尖点地，成右虚步；同时右手剑随转体前臂外旋，向左上方提剑，同时，左剑指由上向左后划弧；不停，上体再微向右转，右手剑随右转前臂内旋，向右侧立剑下截，高与膝平，剑头略下垂，力注剑尖；左剑指同时向左后划弧绕至左额上方，手心斜向上，再下落至体前与右手相合，附于右腕部（图5-201）。

要点：点剑时，腕部用力，使力量达于剑尖，点剑与右脚落地要协调一致，身体保持正直。虚步和点剑方向、起势方向相同。

26. 独立平托（挑帘势）

右脚向左腿的左后方倒插步，两脚以脚掌为轴向右转体（仍面向前方），随即左膝提起成右独立步；在转体的同时，剑由体前先向左、向下绕环，然后随向右转体动作向上方托

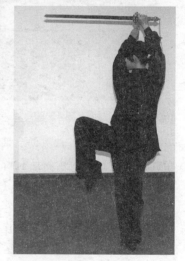

图5-202 独立平托

起，剑身略平，稍高于头，力在剑刃上侧；左剑指仍附于右腕部；眼看前方（图5-202）。

要点：撤右腿时，右脚掌先落地，然后再以脚掌为轴向右转体，身体不要前俯后仰，提膝和向上托剑动作要一致，右腿自然伸直。

27. 弓步挂劈（左车轮剑）

（1）左脚向前横落，身体左转，两腿交叉成半坐盘式，右脚跟离地同时右手剑向身体左后方穿挂，剑尖向后；左剑指仍附右腕上；眼向后看剑尖（图5－203）。

（2）右手剑由左侧翻腕向上再前劈下，剑身要平，力在剑刃；左剑指则经左后方绕至左额上方，手心斜向上；同时，右脚前进一步，成右弓步；眼向前看剑尖（图5－204）。

要点：身体要先向左转再向右转。视线随剑移动。

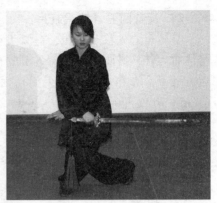

图5－203 弓步挂劈1

28. 虚步抢劈（右车轮剑）

（1）重心略后移，身体右转，右脚尖外撇，左脚跟离地成交叉步；同时，右手剑由右侧下方向后反手撩平，左剑指落于肩膀前；眼向后看剑尖（图5－205）。

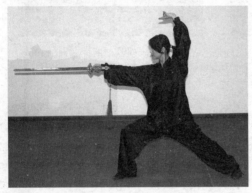

图5－204 弓步挂劈2

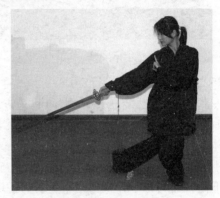

图5－205 虚步抢劈1

（2）左脚向前垫一步，脚尖外撇，身体左转随即右脚前进一步，脚尖着地，成右虚步，与此同时，右手剑由右后翻臂上举再向前臂下剑尖与膝同高，力在剑刃；左剑指自右肩前下落于前臂内侧，眼看前下方（图5－206）。

要点：以上两个分解动作要连贯，身法、步法、手法、剑法协调一致。成虚步劈剑时，特别注意左手剑指与劈剑动作的配合。

29. 撤步反击（大鹏展翅）

上体右转，右脚提起向右后方撤一大步，左脚跟外转，左腿蹬直，成右侧弓步；同时，右手剑向右后方上方斜削击出，力在剑刃前端，手心斜向上，剑尖斜向上，高与头平，左剑指向左下方分开平展，剑指略低于肩，手心向下，眼看剑尖（图5－207）。

要点：右脚向后撤，再蹬左脚，而后借腰的转动将剑击出。

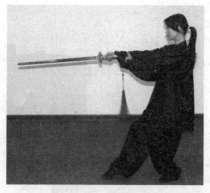

图 5 - 206　虚步抡劈 2

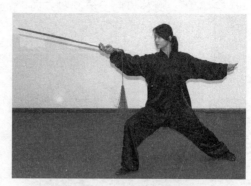

图 5 - 207　大鹏展翅

30. 进步平刺（黄峰入洞）

（1）微向右后转，左脚提起贴靠于右腿内侧；同时右手翻掌向下，剑身收回于右肩前，剑尖斜向左前；左剑指向上绕行落在右肩前；眼看前方（图 5 - 208）。

（2）身体向左后转，左脚垫步，脚尖外撇，继而右脚前进一步，成右弓步；同时右手剑随转体动作向前刺出，力贯剑刃，手心向上；左剑指经体前顺左肋反插，再向左上绕至左额上方，手心斜向上，眼看剑尖（图 5 - 209）。

要点：左腿提起时，要靠近右腿后再转身落步，待左腿稳定后再进右步，上下须一致。

31. 丁步回抽（怀中抱月）

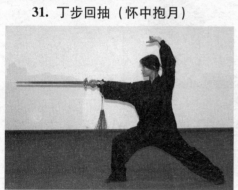

图 5 - 208　进步平刺 1

身体重心后移，右脚撤至左脚内侧，脚尖点地，成右丁步；同时，右手剑屈肘回抽（手心向里），剑反置于左肋部，剑身斜立，剑尖斜向上，剑面与身体平行；左剑指下落于剑把之上；眼看剑尖（图 5 - 210）。

要点：右脚回收和剑回抽要一致，上体须正直，虚实要分清。

32. 旋转平抹（风扫梅花）

（1）右脚提起向前落步外摆（两脚成八字形）；同时上体稍右，右手翻掌下，剑身横置胸前（图 5 - 211）。

图 5 - 209　进步平刺 2

（2）身体重心移于右腿，上体继续右转，左脚随即向右脚前扣步，两脚尖斜相对（成八字形），然后以左脚掌为轴向右后转身，右脚随即转体向中线侧方后撤一步，左脚随之稍后收，脚尖点地，成左虚步同时，两手向左右分开，置于两胯旁，手心都向下，剑身斜置身体右侧，剑尖位于体前；面向起势方向，眼平看前方（图 5 - 212）。

要点：移步转身轻灵圆活，平稳自然，速度要均匀。由"丁步回抽"到"旋转平抹"

完成，转体约360°，身体方向归成起势方向。

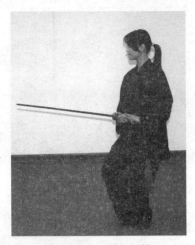
图 5 - 210　丁步回抽

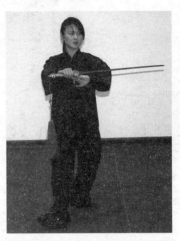
图 5 - 211　旋转平抹 1

33. 弓步直刺（指南针）

左脚向前进半步，成左弓步，同时，右手立剑直向前方刺出，高与胸平，力注剑尖。左剑指附在右手腕部，眼看前方（图 5 - 213）。

要点：弓步、刺剑要动作一致。

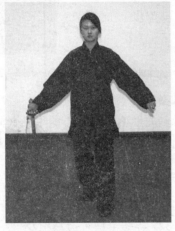
图 5 - 212

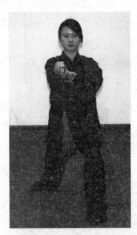
图 5 - 213

34. 收势

（1）身体重心后移，随即身体向右转，同时，右手剑向右后方回抽，手心仍向内，左手也随即屈肘回收（两手心内外相对），接握剑的护手，眼看剑身（图 5 - 214）。

（2）身体左转，身体重心再移到左腿，右腿向前跟进半步，与左脚步成开立步（与肩同宽），脚尖向前；同时，左手接剑（反握）经体前下落，垂于身体左侧，右手变成剑指向下，向右后方划弧上举，再向前，向下落于身体右侧，全身放松，眼平视前方（图 5 - 215、图 5 - 216）。

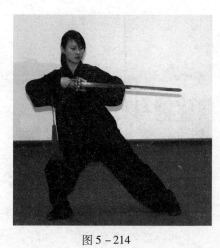
图 5 - 214

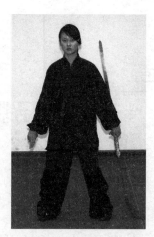
图 5 - 215

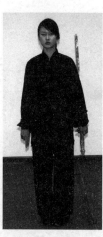
图 5 - 216

第六章

常见五脏病症健身处方

　　五脏病是根据中医的基础理论来推导和归纳的，比如中医的认识，生命状态中，人体所有一切都是围绕着肝、心、脾、肺、肾五个脏器为中心的，那么中医所说的木、火、土、金、水的五行，酸、苦、甘、辛、咸的五味，青（绿）、红、黄、白、黑的五色等，都和这五脏一一相对应。这五脏的功能活动中，各自主导着人体的许多器官和部位，如肝主导着胆、筋、眼睛等组织器官，以及与肝有关的一些生理情况，这样就形成一个大的系统，都以肝来命名，就可以说是肝系，它概括了这许多脏器以及与其有着生理联系的疾病。根据病人的年龄、体质、疾病性质以及病程的不同而选择不同的练功处方。这种处方的组合就是将一种或几种练功功法以及经络穴位组合在一起，对某种病痛有着特定的治疗作用，这种功法组合称之为医疗练功处方。

　　五脏疾病归类和运动处方选择如下：

　　肝，络腑为胆，在体主筋，开窍于目。涉及现代医学疾病范畴主要为：部分消化系统及神经系统疾病，如肝炎、胆囊炎、胆道感染、胆结石、肝阳上亢型的高血压、肋间神经痛等，以及手足拘挛，躯干、四肢部筋腱损伤等软组织疾患，还包括近视、老花眼、青光眼等眼部疾患。选做运动保健处方是"疏肝理气方"。

　　心，络腑为小肠，在体主脉，开窍于舌。涉及现代医学疾病范畴主要为：心血管系统及神经系统疾病，如心脏病、高脂血症、动脉硬化、脉管炎、神经衰弱、神经官能症，一些颅脑内外疾患，包括脑震荡、外伤后头痛等，以及小肠吸收不良、舌体病等。选做运动保健处方是"宁心安神方"。

　　脾，络腑为胃，在体主肌肉，开窍于唇（口）。涉及现代医学疾病范畴主要为：消化系统及血液系统疾病，如胃炎、胃及十二指肠溃疡、消化不良、肠炎、腹泻、便秘、肌营养不良、肌肉萎缩，以及糖尿病、贫血、血小板减少和口腔疾患等。选做运动保健处方是"健脾益胃方"。

　　肺，络腑为大肠，在体主皮毛，开窍于鼻。涉及现代医学疾病范畴主要为：呼吸系统疾病，如感冒、咳嗽、哮喘、肺炎、肺气肿等，部分消化系统疾病如肠炎、便秘和荨麻疹、牛皮癣、皮肤瘙痒症等皮肤疾病，以及慢性鼻炎、过敏性鼻炎等鼻部疾患。选做运动保健处方是"宣肺通气方"。

　　肾，络腑为膀胱，在体主骨，开窍于耳。涉及现代医学疾病范畴主要为：泌尿生殖系统及神经系统疾病，如肾炎、膀胱炎、尿路感染、前列腺炎、遗精、早泄、男女不育症、月经病、阴虚阳亢型的高血压、神经精神病和一些生理功能低下，如怕冷、精神萎靡，以及骨骼疾患、耳鸣、耳聋、前后阴部疾病如尿潴留、痔疮等。选做运动保健处方是"固肾强腰方"。

第一节 疏肝理气方

肝主疏泄，其疏泄功能主要表现在可以调畅全身的气机，疏泄功能如果良好，人体的气血通道，也就是经络系统就可以顺达畅通，人体的各脏腑器官的生理活动才能发挥正常，另外肝还能协助推动全身血气和津液的运行，以及增强脾胃的消化、传送功能。

疏肝理气具体方法如下。

预备势：

平心静气，调匀呼吸，双手下垂，松静站立。

1. 起势调息 以肩部为轴，双手腕、肘自然下垂，双臂从体侧缓缓向上，同时逐渐拧腕，掌心在下，平行上举到胸，然后缓缓放下还原，如此反复，并配合自然微微屈膝、伸膝动作，上下为一次，共做 10 次。（图 6-1）

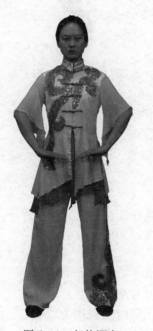 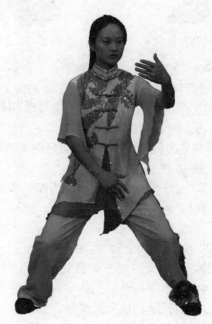

图 6-1 起势调息　　　　　　　　　图 6-2 马步云手

2. 马步云手 屈膝做半蹲状，上半身挺直，先以下垂的左手臂带动手掌，从体侧向内，自小腹斜向内上，经胸过右眼前，再翻掌面向左外，缓下体侧，此时右手亦同左手动作相反方向运动，如此左右如环绕动，左、右双方为一次，可做 10 次。（图 6-2）

3. 转体推山 双脚并拢，自然站立，双手掌心向上，指尖相对，屈肘捧掌至胸前上；身形以腰为轴，先尽量左向后转，同时两腕翻转，指尖向上，双掌心亦随之向左后尽力推出，此时姿势是，左臂挺直，右臂虽推，但为屈肘。尽力左后推坚持片刻，再头、掌同时收回正中姿势，然后再如法右向后转推。左、右合为一次，共做 10 次。（图 6-3）

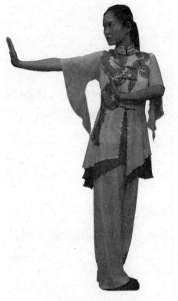

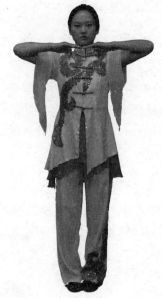

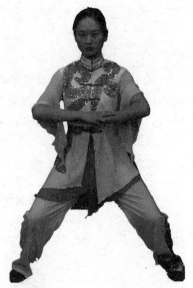

图6-3 转体推山　　　　　图6-4 通达三焦　　　　　图6-5 揉按支沟

4. 通达三焦　全身放松，自然垂手，正直站立，双手从体侧指尖相对，弧形捧掌上行到胸，然后掌心朝面，指尖向上，边上行边拧腕转掌，伸展到最高处时，掌心朝外。继而再拧腕转掌朝面下行，至平头部眼前时，手掌渐横，屈肘平腕，指尖相对，继续下行经胸，两手掌渐分，并渐转掌心向下，各从乳旁斜向擦胁落下，回复原来垂手姿势，即为一次完整动作。如此反复做10次。（图6-4）

5. 揉按支沟　接上势的结束动作成半蹲马步势，双手从体侧由下向斜上抄抱到胸前时，两手掌上下交叉，食、中指相叠在支沟穴上，然后稍用力边按揉，边先向左绕动两圈，然后同法向右绕动两圈，左、右合为一次，计做20次。（图6-5）

6. 顶天立地　双脚平肩宽，双手下垂，正直站立。动作开始时，屈肘，双手掌心向上，指尖相对，上抬至胸，然后旋腕并渐行翻掌，双掌心向外、头上方全力托举，且头微抬起，眼看掌背（同时全身用力，收腹挺胸，劲气似从腰部分别上升下降，双膝挺直，脚掌扒地）；继而拧腕翻掌，掌心向面，下行至腰时，翻掌向下，双手臂拧劲于肩、臂、肘、腕、指，尽力斜向腰臀后下伸直，稍停放松，恢复原来姿势，如此反复做10次（图6-6）。

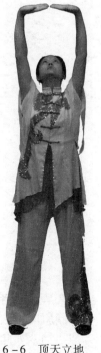

图6-6 顶天立地

7. 湖心划船　正直站立，双脚分开同肩宽，双上肢从体侧上抬平肩，继而向内划弧上举，双掌自然朝向体前头上部交叉，随着屈膝下蹲，再向下划弧落体前分至腰外侧，然后顺势立起恢复原势，此为一次，连续做20次（图6-7）。

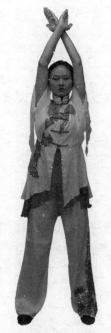

图 6-7　湖心划船

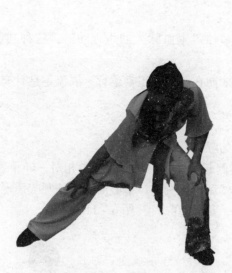

图 6-8　一箭双雕

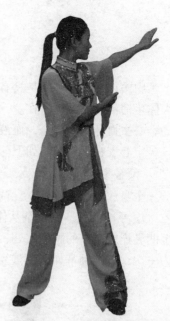

图 6-9　甩手逍遥

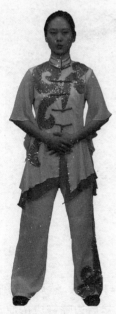

图 6-10　瞪目嘘气

8. 一箭双雕　正直上身，双腿分开大宽于肩，半蹲成大马步姿势。双手掌按在膝上，食、中指点按在阳陵泉穴，然后双下肢各做左、右弓箭步，利用身体重心移动和左、右屈膝伸腿的力量，加强阳陵泉的点按刺激的压力，来回各做10~20次。（图6-8）

9. 甩手逍遥　正直站立，双腿分开略比肩宽，以腰为轴，身体左转，右手平掌随体自然向左上甩动，同时左掌亦自然向左腰下甩动，此时左脚跟着地，脚掌抬起，脚趾自然上翘，转体同法再做，左右合为一次，共做30次（图6-9）。

10. 瞪目嘘气　双手掌心向下，从体侧平举到肩，再行翻掌，体侧弧形过头落下，此过程伴吸气挺腹，然后双掌重叠置放在肚脐或稍下三横指的关元穴（又叫做下丹田穴）部位，收腹呼气，同时目视前方，瞪目发音嘘（xu）字，一吸一呼为一次，可做6~18次（图6-10）。

第二节　宁心安神方

中医认为，心主要是具有一种"主血脉"的生理功能，这种功能的表现，可以说就是人体生命活动的关键所在。

心主血脉功能健全，血液才能在脉管内正常运行，周流不息且充盈畅通。

宁心安神具体方法如下。

预备势

全身放松，垂手站立，调匀呼吸。

1. 平心静气　双手掌从体侧起势，掌心向上，指尖相对，经小腹到脐，继续捧掌向上，至两乳连线中点的膻中穴处，然后拧腕翻掌，掌心向下，随呼气缓缓自然落在脐下部位，此为一次。拧腕翻掌如上法重复，共做20次。（图6-11）

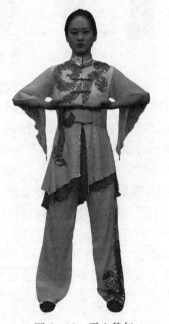 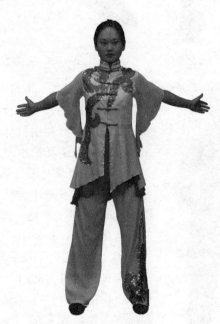

　　　图6-11　平心静气　　　　　　　图6-12　开阔胸怀

2. 开阔胸怀　双手缓缓从体前平抬，掌心向下，边吸气边上升至与肩平，然后随呼气拧腕变为掌心相对，随吸气分向体侧，饱满吸气过程中，胸向前挺出，然后边呼气边按原动作路线返回，一吸一呼为一次，共做10次（图6-12）。

3. 点按三穴　双手臂先从体侧上抬平肩，拧腕翻掌，变掌心向下为向前。然后，先屈右臂到胸，右食、中指点按在左极泉穴上做按揉，同时左手中指端（中冲穴）配合点按左劳宫穴，8次后换方向，即左手臂屈曲，左手食、中指点按右极泉穴，右手臂伸直，做中冲、劳宫两穴的点按，也做8次。如此反复，共做5个来回（图6-13）。

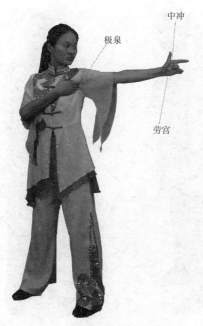
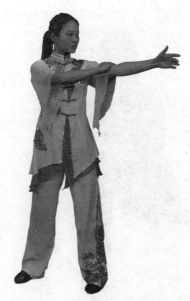

中冲

极泉

劳宫

图 6 - 13　点按三穴　　　　　　　图 6 - 14　捏拿心经

4. 捏拿心经　左手臂前平伸直，同时右手屈臂，拇指点在左腋窝，其余四指与拇指对按拿住左臂内侧后缘，然后以 8 计数从腋窝一直捏拿到小指；在此基础上，双手掌上举过头划弧到体侧，重复如左侧动作。左、右动作合为一次，计做 10 次。（图 6 -14）

5. 赤龙搅海　正身直立，双手叉腰缓缓转动，随后头部先由左向右缓缓旋转 9 圈，同时，口腔内舌体亦随之动作，即以舌尖紧贴着外牙龈，亦从左向右、从上到下在口腔里摩擦转动 9 圈；然后随腰反向动作，头部和舌同法反向操作 9 次。此时口腔里即产生了大量的唾液，然后缓缓咽下。

6. 心心相印　正直体位，双脚分开大于肩宽。随后双手从体侧捧掌上行到胸前，十指交叉，拧腕双掌心贴于胸前，然后再拧腕翻掌，掌心向外，随臂向前尽力撑出，平稳呼吸后，再拧腕翻掌，掌心贴胸。此为一次，计做 20 次，回复原位。（图 6 - 15）

7. 捞海观天　正直体位，先向左前方迈步，成左弓步的同时，双手掌自然向前在左膝上相叠，然后自下向后上方，随身体抬头后仰划弧，并随下肢起落，再回到左膝，计为一次，做 10 次后，收腿换成右弓步继续做 10 次。（图 6 - 16）

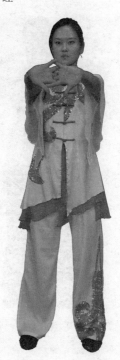

图 6 - 15　心心相印

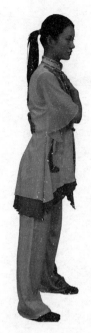
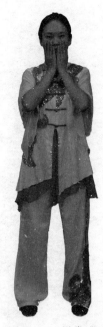

图6-16 捞海观天　　　图6-17 交通心肾　　　图6-18 搓掌浴面

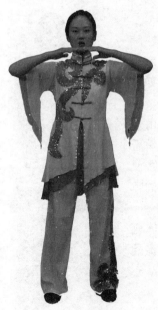

8. 交通心肾　自然直立，以腰为轴，先向左转，同时双手自然甩动，右手掌心拍打左前胸，左手掌背拍打右腰部；然后转体向右，左手掌心拍打右前胸，右手掌背拍打左腰部，以上计为一次，共做20次。（图6-17）

9. 搓掌浴面　自然站立，双手体前来回搓掌至热，然后捧掌上行，两手掌分放在两鼻翼旁，从下向上推擦面部，十指尖分开紧贴前发际，随手掌向后头部梳擦、返回，计为一次，做20次。（图6-18）

10. 养心呵气　自然站立，调匀呼吸后，双手掌心向下，双手臂从体侧抬至与肩平，拧腕翻掌，掌心向上，两小臂向内划弧，两手掌在面前如抱球样，随呼气发"呵"（ke）音，再向下划弧到体侧复原，计为一次，连续做6次，也就是发6次"呵"音。（图6-19）

图6-19 养心呵气

第三节　健脾益胃方

生命状态下，人体各脏器功能的发挥、身体的健康与否，大多取决于脾的运化功能，中医理论中有"脾为后天之本"的说法，由此可见脾在人体五脏里的重要地位。脾除了能通过吸收的营养补充化生血液外，还能统摄血液，就是具有一种使血液不致溢出脉外的约束力量，而这种统摄、约束的能力，只有在脾的运化功能健旺时才能实现。

脾在经络合胃，在体表合肌肉，在人体的五官九窍中合口，也就是与嘴相联系。那么，要是从外表上看一个人脾的功能盛衰，就可从他的四肢肌肉是否丰满强壮、口唇血色深浅，以及口味正常与否等方面来判定。

健脾益胃方具体方法如下。

预备势

自然站立，安静放松。

1. 周天调息　直立，全身放松，双脚平肩宽，双手自然下垂，稍稍静立后，随深吸气（吸气挺腹）双上肢从体侧上举，双手掌心向下，平行至肩时，翻掌掌心向上，再随深呼气（呼气收腹）双手向上划弧至头上方，再自然划弧至体侧，如此一呼一吸为一次，计做9次。（图6-20）

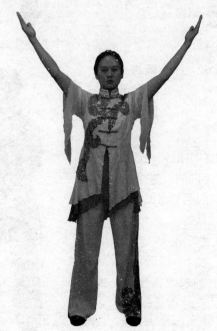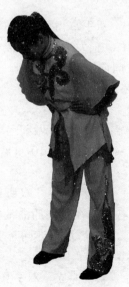

图6-20　周天调息　　　　图6-21　得天独厚

2. 得天独厚 拇指在前，双手虎口卡在两胁肋下肌肉处，做拇指和其余四指的拿捏，并随着拿捏，身体做适当幅度的前后仰俯动作，共拿捏72次。（图6–21）

3. 倒拉九牛 挺身站立，双手掌心向上，从体侧上抬到双胁下，然后边向前尽力推出，边渐拧腕翻掌，到达前推尽处时，应掌心向外、拇指向下；接着尽力张开十指，再拧腕翻掌，掌心相对的同时，紧紧握拳，如同抓物；再用力缓缓屈肘收回上肢到腰胁下，变拳为掌，此为一次，重复动作10次。（图6–22）

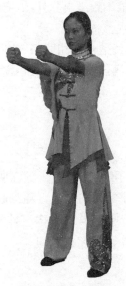

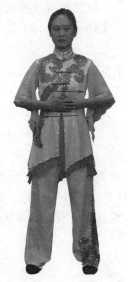
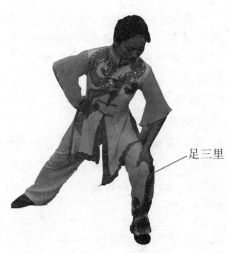

足三里

图6–22 倒拉九牛 　图6–23 推荡胃腑 　图6–24 揉按三里

4. 推荡胃腑 双手掌相叠，放在肚脐上，两掌根放在脐上腹部两侧，先以右掌根发力向左侧推动胃脘部，此时左掌根翘起，然后再反方向向右推动，一来一往为一次，共做30次。（图6–23）

5. 揉按三里 先作左前弓步，左手食、中指相叠放在足三里穴上，右手叉腰；稍稍用力做前弓下压的同时，左手指随之揉按穴位，一起一伏为一次，10次后换方向再做10次。（图6–24）

6. 点按曲池 自然站立，双脚同肩宽。双手交叉抱肘，左、右食、中指各点按在对侧的曲池穴上，双手指做点按，同时双腿屈曲下蹲、直立，肘部亦同时平抬胸前起落，此为一次，计做30次。（图6–25）

7. 饿虎扑食 自然直立，双手下垂。先迈腿做右弓步，双手掌心向上，提至腰侧。然后身体尽量前倾，同时双掌前伸并拧腕翻掌，掌心向前，拇指向下，其余四指相对，肩、臂、肘

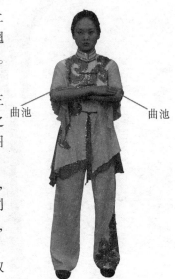

曲池　　　　　　　曲池

图6–25 点按曲池

尽力伸直后，收回原势。此为一次，10 次后换方向再做 10 次。（图 6 – 26）

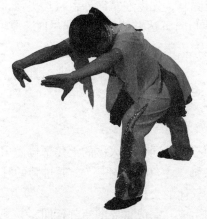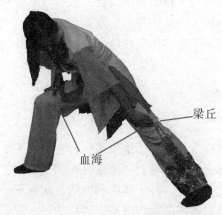

梁丘

血海

图 6 – 26 饿虎扑食   图 6 – 27 添粮补仓

8. 添粮补仓 自然直立，双脚左右分开，做大马步。先以左手拇、食、中指相对，拇指点压在膝盖内上约 3 横指处的血海穴上，食、中指点压在膝盖外上约 3 横指的梁丘穴上，然后右手掌向左，伸直挥臂，身体向左侧身的同时，大马步变左弓步，左膝下压之际，拇、食、中指对按点压，如此挥臂、下压、点按穴位 10 次后，换方向再做 10 次。（图 6 – 27）

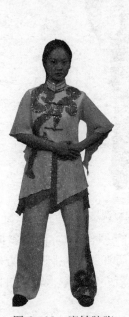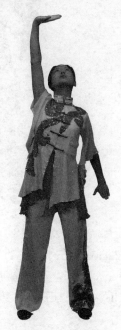

图 6 – 28 摩转脘腹   图 6 – 29 换掌呼气

9. 摩转脘腹 双掌相叠，沿着肚脐，从左向右、从小到大画圈摩动 72 次；然后再反方向摩动 72 次。（图 6 – 28）

10. 换掌呼气　自然直立，脚同肩宽。双手掌心向上，指尖相对，捧掌从体侧上行至胸前平两乳连线中点的膻中穴处，然后双掌分行拧腕翻掌，先以左掌向外上行达头顶，臂尽伸时，掌心向上，此谓接天；左掌运动同时，右掌掌心向下达右体侧，臂伸尽时，掌心向下，此谓按地。上述动作完成后，左右手动作互换。此为一次，共做 10 次。（图 6 - 29）

第四节　宣肺通气方

肺脏在五脏中居于重要地位，它和君主之官的心脏共同位居人体的上焦部位。中医认为心主血脉，而肺能帮助心把血输布到全身去，同时肺"主气、司呼吸"，通过肺的呼吸，吸入自然界的清气，呼出体内的浊气，实现了体内外气体的交换。

肺通过不断的吸清呼浊，吐故纳新，促进气的生成，完成重要的新陈代谢，并把血和气这两种人体赖以生存的最重要的物质，敷布到周身上下，以保证人体的正常生命活动。

宣肺通气方具体方法如下。

1. 起势调息　同疏肝理气方（图 6 - 30）。

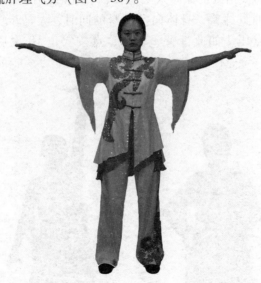

图 6 - 30　起势调息

2. 白鹤亮翅　自然直立，左手先上行到胸下，右手掌亦随之斜向上过左胸、眼，在右前额上方伸展，掌心向左，同时，左手掌向左下方压下，左脚向前方伸出，脚尖点地，整个动作完成时，头转向左前，双眼注视左上方。然后左右换掌，转向再做。此即为一次，计做 10 次。（图 6 - 31）

3. 宣肺开门　双手掌指分开，两大拇指指腹各点按在胸上方近锁骨外下凹陷处，以拇指为圆心，以肩、肘带动从内向外绕动按揉 72 次。（图 6 - 32）

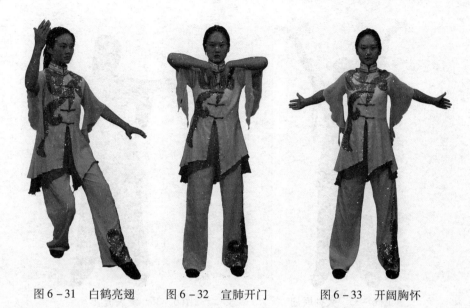

图6-31　白鹤亮翅　　图6-32　宣肺开门　　图6-33　开阔胸怀

4. 摩转脘腹　见"第三节　健脾益胃方"。

5. 开阔胸怀　双手缓缓从体前平抬，掌心向下，边吸气边上升至与肩平，然后拧腕变为掌心相对，边深呼吸边分向体侧，吸气过程中，胸向前挺出，然后边呼气边按原动作路线返回，一吸一呼为一次，共做10次。（图6-33）

6. 马步冲拳　屈膝做半蹲马步，双拳置两腰侧，拳心向上，然后边拧腕，边向前冲出右拳，臂伸直时，拳心向下，然后迅即拧腕拳心向上，收回腰部。再换臂如法操作，左右冲拳为一次，计做20次。（图6-34）

7. 大鹏展翅　直身站立，双脚站同肩宽。下蹲时双臂自然下垂，直立时双手掌心向下，伸臂向两侧斜上方扬起，如同大鹏展翅状，然后再下蹲，双臂亦自然收落，一起一落为一次，计做20次。（图6-35）

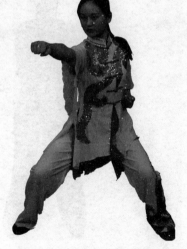

图6-34　马步冲拳

8. 疏表健肺　自然直立，双脚同肩宽，掌心向下，双手臂前平抬伸直，先以右手掌放在左肩头上，然后从上向下沿上臂外侧前缘擦动直到大拇指端的少商穴，随即左臂外展伸直，右手掌从左手食指端的商阳穴开始，迅即回擦到左肩头，如此绕动20次后，换手操作20次。（图6-36）

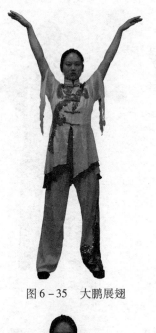

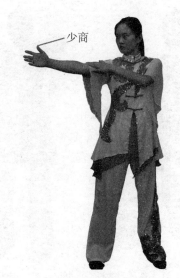

少商

图 6 - 35　大鹏展翅　　　　　　　图 6 - 36　疏表健肺

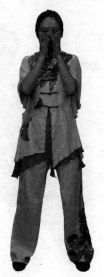

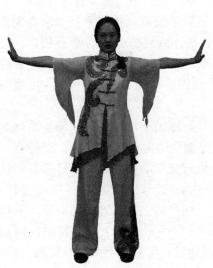

图 6 - 37　承前启后　　　　　　　图 6 - 38　撑掌发声

9. 承前启后　自然直立，双手掌拂面，食指在侧，中指螺纹面点按在鼻翼旁的迎香穴上，沿着鼻翼和鼻梁两侧上下来回擦动（上以食指尖正好到达眼下眶为止，再擦返原处）。如此快速来回，同时配合急促而响亮的呼吸，计做 1 分钟左右。（图 6 - 37）

10. 撑掌发声　自然直立，双手掌心向上，指尖相对，从体侧捧掌到胸前，然后拧腕翻掌，指尖向上，两掌心分向两外侧，伸臂尽力向外撑出，然后落掌到体侧，此为一次，计做 20 次。（图 6 - 38）

第五节　固肾强腰方

肾为"决渎之官"，是人体的"先天之本"。肾主管人体气血转化为精的存储以及化生，更重要的是与生命的繁衍息息相关，对人体最高境界"神明"具有支撑作用等。肾在人体中位于腰部，有"腰为肾之府"之说，肾的主要生理功能是贮藏人体的精气，这些精华物质能够"生髓充脑"，营养和支持着人体的"神明"活动，也就是人体大脑皮层的精神思维活动。另外，肾脏主管人体的水液代谢，它可以将水液中的"清者"，也就是其中的优秀成分，提取上升于肺而宣发到全身，"浊者"也就是糟粕部分，下降于膀胱而排出体外。此外肾还具有纳气功能，对人体呼吸亦有很重要的意义。

固肾强腰方具体方法如下。

预备势

呼吸调匀，自然站立。

1. 起势调息　见"第一节　疏肝理气方"。（图6-39）

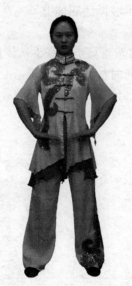 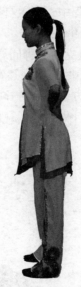

图6-39　起势调息　　　　图6-40　饮水思源

2. 饮水思源　自然直立，双脚分开同肩宽，双臂从体侧向中心上举，在头前交叉后，双掌心相对，再尽力左右扩胸斜向分开停顿。然后双臂再左右分挥向下，掌背拍击双腰部，此为一次，如此操作20次。（图6-40）

3. 平步青云　自然直立，向左前弓步时，下垂的双手掌心伸展，以肩带动向上，直臂向前挥托平眼高，然后收回左腿，同时拧腕翻掌，掌心向下，挥臂收回直立，再换右腿前弓，余如前法。此为一次，重复操作20次。（图6-41）

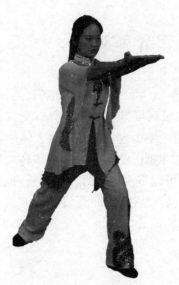
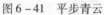
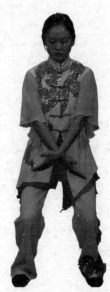

图6-41　平步青云　　　　图6-42　筑堤晃海

4. 筑堤晃海　自然直立，双脚同肩宽。双手臂边从下向上边绕动交叉，到达头顶上方再分挥向下，在此动作过程中，膝盖自然弯曲，下肢微做屈伸上下晃动，以手臂上下绕动一圈为一次，计做30次。（图6-42）

5. 霸王举鼎　自然直立，双脚同肩宽，屈曲做骑马步，双手从体侧捧掌上行（掌心向上，指尖相对），到达前额时，双腿逐渐直立，同时拧腕翻掌，掌心仍然向上，指尖相对，如托重物，尽力举向头上方，然后再拧腕变直掌，伸直的双臂从身前放下回到体侧，同时恢复成骑马步，此为一次，计做20次。（图6-43）

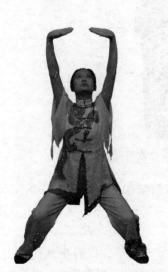
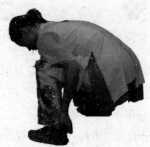
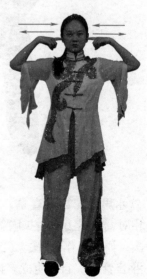

图6-43　霸王举鼎　　　图6-44　增精壮髓　　　图6-45　洗耳恭听

6. 增精壮髓　屈膝下蹲，双手自然下垂，放置于足跟后，食指点按在足跟外侧凹陷的昆仑穴，中指点按在足内踝凹陷的太溪穴，随着伸膝弯腰动作，双掌亦从下沿足胫用力擦动上行，即食指到足外踝上四横指足胫、腓骨之间的绝骨穴，中指到足内踝上四横指胫骨内缘的三阴交穴，这样手指的摩擦随着屈膝、下蹲再回到原处，此为一次，计做10次。（图6–44）

7. 洗耳恭听　自然站立，双手掌心捂放双耳部，上下来回擦动20次（向上擦动耳前部，向下擦动屈曲的耳廓，即耳后部）。然后以食指分别堵塞双耳，做速度较快、向耳眼内的伸缩冲击动作10次后，迅速抽出手指。此为一次，共做20次。（图6–45）

8. 罗汉伏虎　自然站立，双脚同肩宽。先做马步蹲裆，然后双掌心向上，大臂从体侧向上划弧，过头顶，双掌心向下，用力拍击在左右双膝上肌肉丰厚处（股四头肌）。此为一次，计做30次。（图6–46）

9. 绝顶聪明　自然直立，双脚同肩宽，双手从体侧平举至肩，然后拧腕翻掌，掌心向上，先以右手屈肘以掌心拍击头顶正中部，复原的同时，左手再同法操作，一左一右为一次，计做20次，再恢复原势。（图6–47）

10. 吹音固肾　自然直立，双脚同肩宽，两臂从体侧仰掌弧形上行到胸上方成虚抱球势，此过程中鼓腹吸气；然后缓行下蹲成骑马步，同时双手抱球下落，绕膝分掌经腰侧，并以掌背绕行腰肾部，同时收腹提肛发出"吹"音，直膝还原为一次，计做10次。（图6–48）

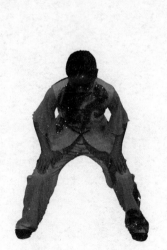

图6–46　罗汉伏虎

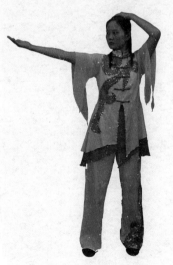

图6–47　绝顶聪明

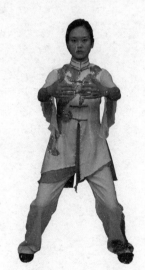

图6–48　吹音固肾